DE

L'ACNÉ VARIOLIFORME

PAR

Réné BIGNON,
Docteur en médecine de la Faculté de Paris.

PARIS
A. PARENT, IMPRIMEUR DE LA FACULTÉ DE MEDECINE,
29-31, RUE MONSIEUR-LE-PRINCE, 29-31

—

1880

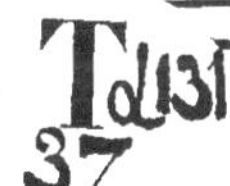

DE

L'ACNÉ VARIOLIFORME

DE

L'ACNÉ VARIOLIFORME

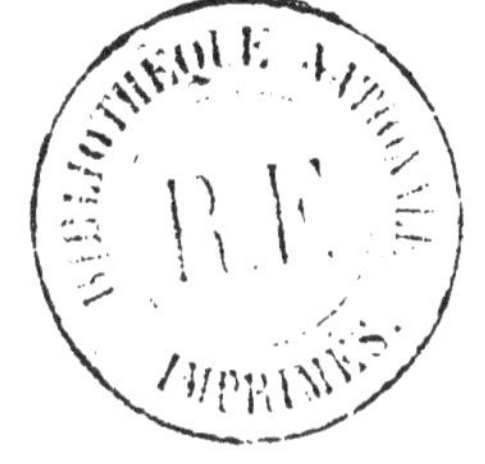

PAR

Réné BIGNON,
Docteur en médecine de la Faculté de Paris.

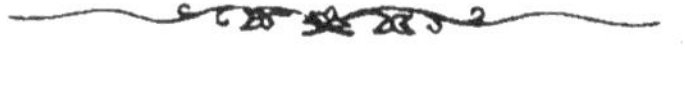

PARIS
A. PARENT, IMPRIMEUR DE LA FACULTÉ DE MEDECINE,
29-31, RUE MONSIEUR-LE-PRINCE, 29-31

1880

A LA MÉMOIRE

DE MES GRANDS PARENTS

DE MA SŒUR

DE MON FRERE

A MON PÈRE

A MA MÈRE

MEIS ET AMICIS

Bignon.

A MONSIEUR ERNEST BESNIER

Médecin de l'hôpital Saint-Louis,
Chevalier de la Légion d'honneur.

A MON PRÉSIDENT DE THÈSE

M. LE PROFESSEUR ALFRED FOURNIER

Professeur de clinique des maladies syphilitiques,
Médecin de l'hôpital Saint-Louis,
Chevalier de la Légion d'honneur.

DE

L'ACNÉ VARIOLIFORME

AVANT-PROPOS.

L'affection qui fait l'objet de cette étude a été décrite pour la première fois sous le nom de Molluscum contagiosum par Bateman; elle est aujourd'hui désignée en France, depuis Bazin, sous le nom d'Acné varioliforme, et en Allemagne sous les dénominations de verrues sébacées ou de Molluscum verruqueux par Hébra et Kaposi (1).

(1) Voici la nomenclature complète des désignations nombreuses qui ont été données au Molluscum de Bateman :

Molluscum contagiosum	(Bateman);
Elevures folliculeuses	(Rayer);
Tumeurs folliculaires	(R. Willis);
Molluscum athéromateux	(Jacobovics);
Ecdermoptosis	(Huguier);
Acné molluscoïde	(Caillault)
Acné molluscum	(Chausit);
Acné tuberculoïde	(Devergie);
Acné tuberculeuse ombiliquée	(Piogey);
Verrues sébacées	(Hébra);
Molluscum sébacé	(Hébra et Kaposi);
Molluscum verruqueux	(Kaposi);
Molluscum épithélial	(Virchow);
Condyloma porcelaneum;	
Condyloma sous-cutané et endocystique;	
Acné ombiliquée	(Bazin);
Varus ombiliqué	(Bazin);
Acné varioliforme	(Bazin).

Bien que cette affection ne soit pas rare puisque nous avons pu, nous-même, en recueillir huit observations personnelles en peu de mois dans le service de M. Ernest Besnier, à l'hôpital St-Louis, elle est, en réalité, très peu connue de la généralité des médecins.

Les altérations anatomiques qui la constituent sont encore un objet de discussion entre les observateurs les plus compétents; sa contagiosité, affirmée par les uns, est niée par les autres; enfin, son traitement, aujourd'hui très simplifié, n'est pas suffisamment vulgarisé.

Ce sont là les raisons qui nous ont déterminé à entreprendre l'étude que nous soumettons aujourd'hui à l'appréciation bienveillante de nos maîtres.

HISTORIQUE.

De ce que cette maladie n'a été décrite pour la première fois qu'au commencement de ce siècle par Bateman, il ne faudrait pas en conclure qu'elle n'existait pas précédemment ; en raison, tout à la fois de sa bénignité et de sa chronicité, à la faveur aussi de l'oubli dans lequel on l'avait laissée, l'Acné varioliforme était passée inaperçue pour des dermatologistes, distingués d'ailleurs, très intelligents et bons observateurs ; aussi, n'y a-t-il pas lieu de s'étonner que cette maladie, jusque-là si rare, soit tout-à-coup devenue si fréquente.

Depuis la description de Bateman, en 1819, les médecins anglais s'en sont occupés, mais il faut arriver jusqu'en 1851, époque à laquelle Bazin fit paraître son mémoire, pour en observer des cas assez nombreux en France : Caillault en compta, dans ses malades seulement et dans un court espace de temps, jusqu'à 48 et plus.

En cet état de choses, Bateman pouvait trouver, dans son Molluscum contagiosum, une analogie entre cette maladie et celle constatée par Tilésius sur le sieur Jean-Godefroy Reinhard, pauvre de Mülhberg, mais aujourd'hui que cette affection est plus connue et mieux déterminée, nous croyons devoir repousser tout rapprochement et séparer d'une manière absolue la maladie du Pauvre de Mülhberg de celle qui nous occupe ; telle a été d'ailleurs l'opinion de tous ceux qui ont écrit sur ce sujet ; nous reviendrons sur cette question.

Si Bateman a droit à la reconnaissance de la science d'avoir appelé l'attention sur ce sujet, il faut, pour être juste et tout en lui tenant compte de son épithète de *contagiosum*, constater que la dénomination de *molluscum* a été malheureuse en ce sens qu'elle a embrouillé la question et n'a servi qu'à dérouter les médecins. Il fallait un homme comme Bazin pour ramener les idées dans la vraie voie et pour classer définitivement cette affection dans le genre *Acné* où est sa véritable place.

Qu'est-ce en effet que l'*Acné?*

L'Acné, étymologiquement, vient du grec ακμη, ακμαι, en latin *vigores*, parceque, dit Biett dans le Dictionnaire de Médecine, Paris 1832, article Acné, « l'affection a lieu le plus souvent dans l'âge adulte et qu'elle semble s'allier à une sorte de vigueur », d'autres, avec M. le professeur Hardy, font dériver ce mot de α privatif et κνεω je démange. C'est Aetius d'Amides qui, le premier, a employé ce mot. Après avoir été abandonnée, cette dénomination a été reprise au siècle dernier par Sauvages et plus tard par Willan et nombre d'autres dermatologistes; certains auteurs grecs désignaient cette affection par le nom de Ιονθος.

En France, cette maladie a souvent été appelée *Varus*, et le plus ordinairement *vari*, mot latin dérivé de *varius*, à cause de sa forme *variée* multiple.

Cullen en a fait une affection phlegmoneuse ; Bateman, Willan, Plumbe, Macartney, etc., l'ont classée parmi les tubercules cutanés ; les pathologistes français en ont fait une *affection éminemment pustuleuse*. Pour être exact, il faudrait ajouter qu'elle a son siège dans les glandes sébacées de la peau, ce qui permettrait de la distinguer de toutes celles ayant leur siège dans les follicules pilaires ; aussi, avec Bazin, dirons-nous que l'Acné est « une affection des cryptes cutanés, caractérisée par l'hypertrophie de ces cryptes, avec altération de la matière sébacée qui, tantôt retenue dans les cavités folliculaires, détermine une éruption à la peau et qui, d'autres fois, s'épanche au dehors en formant des enduits lamelleux et crustacés. »

Outre que cette définition est exacte, claire et précise, elle a l'avantage de permettre de classer dans le cadre dermatologique l'Acné varioliforme qui est bien une maladie des glandes sébacées; l'épithète de varioliforme que Bazin lui a donnée, la caractérisant parfaitement, nous l'adopterons.

Nous passerons rapidement sur les autres noms donnés à cette affection. Les uns, comme Rayer, Robert Willis, Huguier, n'ont désigné, par le nom que chacun d'eux a donné à cette maladie, qu'une apparence, commune à beaucoup de dermatoses, qu'un phénomène de l'éruption, voire même qu'une erreur anatomique, et qui ne satisfait pas l'esprit en ne lui donnant pas une idée nette, précise et surtout caractéristique de l'Acné varioliforme ; les autres, c'est-à-dire tous ceux qui ont fait entrer le mot de *molluscum* ou celui de *molluscoïde* dans leur dénomination, n'ont pas reconnu le siège véritable de la maladie. A ce propos nous nous contenterons de citer Cazenave (*Annales des maladies de la peau*, juin 1851) :

« En résumé, parmi les affections diverses qui ont été décrites sous le nom de Molluscum, les unes ont leur siège dans les follicules sébacés ; elles doivent rentrer dans l'histoire de l'Acné. Les autres, étrangères aux follicules sébacés, sont des formes réellement tuberculeuses ; on peut continuer à les grouper sous le nom de Molluscum, jusqu'à ce que des observations nouvelles viennent, comme pour les premières, leur assigner une place mieux définie dans le large cadre des maladies de la peau ».

Pour éviter des redites, nous ne ferons ici qu'un résumé très-succinct, un aperçu général de la question, nous réservant de donner des détails plus complets dans le cours de cette étude lorsque l'occasion s'en présentera.

L'acné varioliforme est une affection de date certainement très ancienne, mais, pour une raison ou pour une autre, les médecins, jusqu'au siècle dernier, n'en ont pas laissé de description, car, comme nous venons de le dire sous l'autorité des plus savants dermatologistes de ce siècle, nous ne considérons pas l'observation du sieur Reinhard, dit *Pauvre de Mülhberg*, rapportée par Tilésius et Ludwig (Leipzig, 1793), reproduite dans le mémoire de Caillault, comme un cas pouvant se rattacher à l'Acné varioliforme, mais bien plutôt à l'une des variétés de molluscum telles qu'elles sont considérées et décrites aujourd'hui. Magnan, dans sa thèse, en a publié le résumé suivant que nous approuvons sans réserve :

« En lisant l'observation avec soin, on est surpris du rapprochement qu'on a voulu faire, sans doute d'après le caractère de quelques tumeurs qui offraient un pertuis central d'où l'on exprimait des corpuscules noirâtres et vermiformes. Le pauvre de Mülhberg était âgé de 51 ans, il avait apporté en naissant des excroissances qui grossirent ensuite et dont tout son corps était hérissé quand Tilésius l'examina ; leur volume était considérable, une d'entre elles pendait de l'épigastre à l'ombilic comme une besace. Il en existait à la plante des pieds ; ce siège n'est-il pas suffisant pour détruire l'analogie, puisque les glandes sébacées manquent complètement à la plante des pieds ? » En effet, *le siège à la plante des pieds*, *le développement considérable* des tumeurs, les corpuscules *noirâtres et vermiformes* sont autant de raisons pour éloigner toute idée de rapprochement entre la maladie du pauvre de Mülhberg et l'Acné varioliforme telle qu'elle a été décrite partout depuis Bazin.

Willan en aurait, paraît-il, observé aussi un cas, sans laisser l'histoire de son malade.

Il faut arriver à Bateman pour trouver la première description se rapportant vraiment à l'Acné varioliforme ; chez les premiers malades qui se présentèrent à lui, il trouva une certaine analogie avec l'affection du pauvre de Mülhberg, mais ce qui le frappa le plus ce fut le caractère contagieux, aussi l'appela-t-il *molluscum contagiosum.*

Depuis Bateman, beaucoup de médecins anglais, entre autres Henderson, Paterson, Craidgie, Thompson, Carswell, etc., en ont observé des cas nombreux et ont adopté les idées de leur maître. Robert Willis, qui donne à cette maladie un nom différent, en a laissé une description qui a été traduite par Magnan, ancien interne de Bazin. « Cette description établit », dit-il, « une entière analogie entre les *tumeurs folliculaires* (c'est le nom qu'il donne à l'éruption) et l'acné varioliforme ». « Il n'est pas douteux », dit R. Willis (Illustrations of cutaneous disease, London 1841), « que la maladie décrite par Bateman sous lè nom de molluscum contagiosum soit due à la distension et à l'induration des follicules sébacés. La maladie est plus fréquente au visage et au cou ; les tumeurs qui la constituent varient depuis le volume d'une tête d'épingle jusqu'à celui d'un pois ; examinées attentivement, ces petites tumeurs, que le vulgaire regarde comme des verrues, offrent un point inégal et déprimé qui indique l'orifice du follicule élargi et distendu. Ces tumeurs sont d'une couleur d'un blanc de cire, sessiles ou pédiculées et présentent souvent une sorte de teinte opaline semi-transparente ».

En France, c'est Bazin qui, le premier, a bien décrit la maladie, a attiré sur elle l'attention des médecins, a définitivement classé cette maladie dans le genre *acné* et lui a donné le nom d'Acné varioliforme qui lui convient et qui la caractérise parfaitement ; l'épithète de varioliforme est appropriée à ce point que, à propos d'une confusion, Bazin dit (*Journal des Connaissances médicales,* 1851) : « la ressemblance était tellement frappante, qu'un médecin de la ville, fort capable d'ailleurs... n'hésita pas à regarder une jeune femme qui présentait une éruption de varus ombiliqué comme atteinte de variole. »

Avant lui, Rayer, dans son *Traité théorique et pratique des maladies de la peau* (1835), avait dit, en parlant des maladies des follicules sébacés, que « la matière qu'ils sécrètent, plus ou moins altérée, peut être retenue dans leur cavité et donner lieu à des *tannes*, à des *élevures* ou à des *tumeurs folliculeuses.* » Tels sont les noms qu'il donne à une maladie qu'il décrit et qui n'est autre que l'Acné varioliforme.

Sans reconnaître l'ombilication, il signale l'orifice apparent du follicule « semblable au point lacrymal d'où l'on fait sortir par la pression une matière blanchâtre..... Ces élevures sont souvent associées à l'inflammation des follicules que j'ai décrite sous le nom d'Acné. » Il avait donc pressenti la vraie place de l'affection qui nous occupe, tout en en faisant toutefois une affection différente qu'il considère comme une affection pustuleuse.

J. V. Gerdy, dans sa thèse inaugurale (Paris 1837), remarque l'ombilication et consacre quelques lignes à cette maladie. « Je mentionnerai encore », dit-il, « ces transformations des follicules, dont j'ai vu un exemple remarquable chez un jeune homme qui portait sur la face et quelques autres points du corps, un certain nombre de petites tumeurs globuleuses ou cylindroïdes ombiliquées à leur centre, d'où s'écoulait une humeur sébacée. Les plus grosses ne dépassaient guère le volume d'un pois ; elles présentaient, sous une enveloppe assez mince, une petite masse peu adhérente, d'un tissu analogue à celui des glandes salivaires. Et cela tend, ce me semble, à confirmer l'analogie des follicules avec les glandes. »

Gerdy ne fait là qu'une hypothèse que M. le professeur Sappey devait démontrer scientifiquement quelques années plus tard. Ces quelques mots de Gerdy décrivent très bien l'Acné varioliforme ; on ne peut reprocher à cette description que son laconisme au point de vue des détails qui la rend un peu insuffisante.

Eichborn en avait fait une maladie des follicules sébacés ou pilifères.

Fabre a décrit une vulvite folliculeuse qui est une inflammation des follicules muqueux et agminés, sur laquelle Rochard a lu un mémoire à l'Académie.

En 1846, Huguier publia un mémoire très important qui contient une bonne description de l'Acné varioliforme à laquelle il donne le nom d'*ecdermoptosis*, et dont il fait une folliculite vulvaire; il s'est attaché surtout à l'anatomie pathologique de cette maladie. Cet auteur ne l'a traitée dans son mémoire que lorsqu'elle siège sur les parties génitales externes de la femme, mais il donne parfaitement tous les principaux caractères de l'Acné varioliforme comme lorsqu'elle occupe la face, la poitrine et d'autres régions où on la rencontre plus fréquemment; ainsi il décrit très bien, le volume, la couleur, la consistance, l'ombilication, etc., qui n'empruntent pas de caractères particuliers à ce siège spécial, si ce n'est une coloration rosée plus accentuée et plus fréquente là qu'ailleurs.

En 1851, Bazin publia, dans le *Journal des Connaissances médicales*, un mémoire qui est le plus complet jusqu'à ce jour, bien qu'il ait négligé certains points et omis de parler du caractère contagieux de l'*Acné varioliforme*, car c'est dans cet intéressant mémoire qu'il donne ce nom à la maladie. Bazin a, le premier, observé et décrit d'une façon remarquable les cicatrices en particulier; nous reviendrons, du reste, souvent sur ce mémoire et nous lui ferons quelques emprunts.

La même année, Cazenave, dans les *Annales des maladies de la peau*, reproduit une partie du mémoire de Bazin, fait un rapprochement entre l'Acné varioliforme, le Molluscum contagiosum de Bateman, les tumeurs folliculeuses de R. Willis, et la maladie observée par Tilésius sur le pauvre de Mülhberg; cette ernière analogie n'existe certainement pas.

Un nouveau mémoire assez considérable et très intéressant a été publié en 1851 dans les *Archives générales de médecine*, par Caillault, pendant son internat à l'hôpital des enfants malades. L'auteur adopte complètement toutes les idées émises par Cazenave, mais insiste sur le caractère contagieux ; entre autres observations, il en publie une très curieuse à ce sujet, aussi la rapporterons-nous textuellement à la fin de ce travail. Il donne le nom d'Acné molluscoïde à cette maladie.

En 1853, Piogey en publia une simple observation (*Union médicale*) ; il l'appelle Acné tuberculeuse ombiliquée.

La même année Chausit donna à cette maladie le nom d'Acné molluscum.

Devergie l'appela Acné tuberculoïde dans son mémoire (*Maladies des follicules sébacés*) publié en 1854.

En 1855, Magnan, dans sa thèse, conserve la dénomination de son maître Bazin, et fait une très bonne étude de l'état de la question à cette époque. Il rapporte six observations.

En 1861, Hardy, dans ses *Leçons sur les maladies de la peau*, (2e édition, tome II, page 98), fait une excellente description de l'Acné varioliforme avec son talent d'exposition ordinaire que tout le monde médical connaît ; il traite également cette question dans la *Pathologie interne* (tome III, page 178), qu'il fit en collaboration avec Béhier ; enfin, c'est lui qui fit l'article *acné* dans le *Nouveau dictionnaire de médecine* de *M. le professeur Jaccoud*. Lorsque nous parlerons de l'anatomie pathologique et de la contagion, nous reviendrons sur ces articles très bien écrits.

Bizzozero et Manfriedi, Bœck de Christiana, Hébra, Kapow, Lukowsky, Virchow, Retzius, se sont également occupés du Molluscum contagiosum de Bateman, surtout au point de vue histologique.

Moriz Kaposi, dans *Pathologie und Therapie der Haut*

Krankheiten etc., *Wien* 1879, dit que le Molluscum contagiosum de Bateman est constitué par des tumeurs sébacées. Il n'admet pas la contagion, bien qu'il dise que nombre de médecins, et lui-même dans sa pratique, aient vu ces tumeurs apparaître chez des personnes ayant entre elles des rapprochements fréquents et repousse absolument l'épithète de contagiosum donnée par Bateman à son molluscum. Il avait déjà discuté cette question deux ans auparavant dans un ouvrage spécial. (*Ueber das sogennantes molluscum contagiosum, in vierteljahresschrift für dermatologie und syphilis*, 1877).

M. le professeur Renaut (de Lyon) s'est occupé, dès 1870-1871, de l'anatomie pathologique de l'Acné varioliforme particulièrement ; en 1872, il a communiqué ses idées et ses conclusions à M. le docteur Misset qui les a consignées dans sa thèse inaugurale (*Etude sur la pathologie des glandes sébacées, Paris*, 1872); aujourd'hui, comme à cette époque, ainsi que le prouve son article paru le 25 juillet 1880 dans les *Annales de Dermatologie et de Syphiligraphie*, fondées par A. Doyon, deuxième série, Renaut affirme que l'acné varioliforme est de nature cornée. En 1877, M. Vidal, médecin de l'hôpital St-Louis, lui répondit, à la Société de Biologie, que c'était une dégénérescence colloïde. L'anatomie pathologique nous amènera, plus loin, à examiner cette question plus à fond.

M. Ernest Besnier, parlant dans ses leçons du mercredi à l'hôpital St-Louis de cette affection cutanée à propos des malades qui font le sujet de nos observations, disait d'une façon magistrale et avec toute l'autorité que lui donnent sa science, sa longue expérience et son observation consciencieuse des maladies de la peau : l'histologie de l'Acné varioliforme n'est pas encore complète, non pas qu'il soit difficile de connaître cette lésion dans son ensemble, mais à cause de la difficulté d'interprétation dans les détails de ces lésions et dans leur genèse. Il se prononce d'une façon absolue pour la contagion en s'appuyant sur les faits, maintenant assez nombreux, qui l'établissent; celui rapporté par Caillault lui parait tout-à-fait probant, et citant ce passage de Moriz Kaposi où ce savant, tout en n'admettant pas le caractère contagieux, dit avoir « vu apparaître la maladie simultanément chez plusieurs personnes, particulièrement chez des enfants, ayant entre eux des rapports fréquents ou intimes », M. Ern. Besnier ajoute, avec beaucoup d'à-propos: Mettez gale ou variole à la place du mot molluscum et n'est-ce pas le langage qui serait employé pour dire leur contagiosité? De ce que l'expérimentation n'a pas encore démontré scientifiquement le mode et l'agent du contagium, on n'est pas autorisé, surtout en présence de faits déjà nombreux et notamment de celui de Caillault, à mettre en doute et surtout à repousser le caractère contagieux que Bateman avait reconnu à son molluscum. De ce que l'inoculabilité d'une maladie n'est pas démontrée expérimentalement, peut-on conclure à sa non-contagiosité? Témoins, ces médecins, entre autres Trousseau et Péter, plus dévoués à la science et à l'humanité que bien inspirés dans le sens de la réalisation, faisant preuve d'un courage vraiment stoïque, qui se sont frottés les amygdales avec les pseudo-membranes si redoutables de la diphthérie sans parvenir à se les inoculer; le résultat négatif de cette noble témérité empêche-t-il le croup d'être contagieux? Evidemment non, puisque c'est un fait acquis pour tous et de temps immémorial.

Moriz Kaposi, de Vienne, dans deux ouvrages que nous indiquons à l'index bibliographique, s'est occupé du Molluscum de Bateman auquel il ne reconnait pas le caractère contagieux, parceque l'on n'a jamais pu démontrer théoriquement ou expérimentalement la transmissibilité de ces verrues de Molluscum; Hébra est également de cet avis. Kaposi croit que l'eczéma, le prurigo, une sueur abondante favoriseraient son apparition. Il dit avoir été à même d'observer dans ces conditions un développement aigu de la maladie sur une surface très étendue de la peau. Y avait-il quelque relation ? C'est peu probable ; quant à nous, nous ne le pensons pas. Kaposi d'ailleurs range lui même ces tumeurs verruciformes dans sa troisième classe (anomalies de la sécrétion sébacée) et non dans la suivante où il traite (10me leçon) des maladies de la peau déterminées par l'exsudation et l'inflammation. Pour cet auteur, les verrues de ce molluscum (car il l'appelle *Molluscum verrucosum*) sont des glandes sébacées distendues par la rétention de leur contenu épidermique très épais et ayant subi une transformation spéciale ; il s'est occupé aussi de l'anatomie pathologique, nous n'en parlerons pas ici puisque nous exposerons ses idées avec plus de détails quand nous traiterons cette partie intéressante et très délicate de l'histoire de l'Acné varioliforme.

ANATOMIE PATHOLOGIQUE.

I. Aperçu sur l'anatomie normale.

Avant d'aborder l'anatomie pathologique de l'Acné varioliforme, nous rappellerons en quelques mots seulement l'anatomie normale des glandes sébacées où siège cette lésion.

Ces glandes sont situées dans les couches profondes du derme et pénètrent parfois dans le tissu cellulaire sous-cutané ; elles sont de deux ordres et on leur a donné deux dénominations différentes suivant qu'elles sont annexées aux follicules pileux ou qu'elles en sont complètement indépendantes; dans le premier cas on les a appelées glandes pilaires, et dans le second follicules sébacés. Les premières sont des utricules allongés, globuleux à leur extrémité, pouvant offrir un ou plusieurs prolongements en forme de culs-de-sac. Les seconds n'ont pas une forme aussi simple, ils ont la forme en grappe et peuvent se présenter sous deux aspects différents ; tantôt ce sont de petits utricules venant aboutir dans un canal dilaté, très-court et au niveau de l'orifice externe, tantôt, et alors ce sont de véritables grappes, les utricules viennent s'insérer sur un conduit commun lequel aboutit à un autre qui en reçoit de semblables, et lui-même déverse les produits sécrétés dans un canal qui les reçoit tous et qui présente un orifice cutané.

Les culs-de-sac utriculaires ont un diamètre de 6 à 35 centièmes de millimètre ; celui du canal excréteur 1 à 2 dixièmes de millimètre; leur largeur est de 1/2 à 2 millimètres.

Ces glandes sont un peu opaques, tantôt jaunâtres, tantôt blanchâtres.

M. le professeur Robin y a distingué deux couches, l'une externe peu épaisse, légèrement granuleuse, formée en partie de fibres élastiques et qu'il considère comme une dépendance du derme, l'autre, ou couche interne, tapissée de globules épidermiques analogues à ceux du réseau de Malpighi, est composée de larges cellules épithéliales, polyédriques ou sphéroïdes, à paroi incolore et transparente, pourvues d'un noyau.

Pour compléter cette description des glandes sébacées nous reproduirons l'anatomie histologique publiée le 25 juillet 1880 par M. J. Renaut (de Lyon) dans les *Annales de Dermatologie et de Syphiligraphie*, fondées par A. Doyon, deuxième série.

« A la surface du tégument disposé, soit en nappe planiforme, soit en séries papillaires, l'évolution normale des cellules du corps de Malpighi est la transformation cornée. Le stratum de Malpighi forme un tout compact et solide, dont les éléments cellulaires constitutifs sont rendus solidaires entre eux par les expansions protoplasmiques nombreuses qui les retient à travers les lignes de ciment. Les couches cornées forment de leur côté un tout homogène limité à la surface par la couche desquamante, et dans la profondeur par la zone hyaline ou stratum lucidum. Entre le corps de Malpighi et les couches cornées s'étend la ligne granuleuse, dont les éléments ne sont plus munis de pointes solides les reliant entre eux, mais qui sont chargés de grains d'Eléidine (Ranvier) ou substance kératoplastique, qui joue un rôle considérable dans la transformation cornée des cellules de l'ectoderme. Cette substance, disposée en grains distincts dans la couche granuleuse, infiltre les éléments déjà en partie cornés du stratum lucidum qui prennent pour cette raison une coloration rosée sous l'influence du picrocarminate d'ammoniaque. Quand la transformation cornée est devenue complète, l'éléidine libre disparaît et ne suinte plus en flaques roses à la surface des coupes. *La ligne granuleuse, dont les éléments sont chargés de substance kératoplastique*, *indique donc au-dessus d'elle l'existence d'un stratum corné*. (La ligne granuleuse manque au niveau du « lit de l'ongle » mais le processus d'unguification est sensiblement différent de celui qui accompagne la production des couches cornées ordinaires). Aussi manque-t-elle dans le revêtement ectodermique des glandes sébacées normales. Quand les cellules de Malpighi doivent former la graisse du sebum, on les voit devenir globuleuses immédiatement au-dessus de la ligne des cellules cylindriques; dans leur protoplasma se déposent des gouttes de graisse, distinctes comme de petites perles, ce dépôt se fait dans une région particulière de la cellule qu'il nous faut actuellement décrire d'une façon exacte.

Les cellules du corps muqueux de Malpighi, prises sur un point quelconque du réseau de ce nom, ont en effet leur corps nettement départi en deux zones. L'une de ces zones est *centrale*, hyaline, et s'étend comme un cercle clair tout autour du noyau qui occupe à peu près la portion moyenne de l'élément. Cette zone se colore en rose pâle par le carmin, en rose orangé par le picro-carminate d'ammoniaque. Autour d'elle se voit la zone *périphérique*, nettement différenciée, et qui se teint énergiquement en brun-orangé sous l'influence du picro-carminate, en bleu pur lorsque l'on a coloré la préparation à l'aide de l'hématoxyline. C'est de la zone périphérique que partent les prolongements protoplasmiques qui unissent les cellules malpighiennes à travers les lignes de ciment.

Les gouttes de graisse qui se forment dans les cellules sébacées s'accumulent exclusivement dans la zone centrale périnucléaire, et entourent le noyau qui reste au milieu de l'élément. La cellule prend alors une apparence globuleuse ; elles est séparée de ses similaires par la *zone corticale* ou *périphérique* qui revêt l'aspect d'une mince bordure que le carmin et le picro-carminate colorent énergiquement. Les bordures corticales des cellules adjacentes se fusionnent sur leurs limites et ne présentent plus de pointes visibles. L'aire de section des lobes profonds d'une glande sébacée paraît par suite, sur les coupes, traversée par un élégant réseau de traits rouges qui marquent les limites de ses cellules chargées de grains graisseux disposés autour du noyau. Ce n'est qu'au voisinage du col de la glande que ces grains confluent ; les parois cellulaires, formées par les bandes corticales, se fragmentent alors, et la matière grasse, ainsi rendue libre, peut s'écouler comme un liquide à la surface du tégument. »

II. Etat de la question Anatomo-Pathologique.

M. le professeur J. Renaut, après une année d'internat dans le service de M. Laillier, médecin de l'hôpital Saint-Louis, pendant laquelle il avait particulièrement étudié l'anatomie pathologique de l'Acné varioliforme, disait, en 1872, qu'il continuait à soutenir, comme il l'a fait depuis en plusieurs circonstances, notamment dans le dernier numéro des *Annales de Dermatologie et de Syphiligraphie*, paru le 25 juillet 1880, que « le comédon de l'Acné varioliforme était de nature *cornée*. Dans cette conception, les cellules de la glande sébacée intéressée, au lieu de subir l'évolution graisseuse régulière, devenaient globuleuses, et se transformaient en boules minuscules de corne soudées, sur leurs limites, par la substance unissante ou cimentaire (Kittsubstahz) qui relie les éléments cellulaires du corps de Malpighi. L'aspect translucide, la dureté et la compacité du comédon central s'expliquaient ainsi comme d'eux-mêmes.

Depuis lors, un dermatologiste distingué, M. Vidal, médecin de l'hôpital Saint-Louis, a repris la question et est arrivé à une conclusion toute différente. Il a admis que les cellules du corps muqueux subissaient, dans la cavité glandulaire affectée, une lésion particulière de la nutrition qu'il appelle *transformation colloïde*. Elles se gonflent, deviennent globuleuses, leur noyau est rejeté sur le côté, le tout par suite du développement d'une boule de substance molle, se teignant en *rose vif* sous l'influence des solutions carminées. Le comédon central est formé par l'accumulation des cellules ainsi modifiées et remplies d'une matière vitreuse, ce qui explique sa transparence analogue à celle d'une gelée. »

Plus loin, à la page 401, M. Renaut examine les tumeurs excisées le 6 mars par M. Ernest Besnier sur le malade qui fait le sujet de notre première observation. Cet article est très bien fait et nous espérons que l'on nous pardonnera de lui faire un long emprunt ; l'auteur y étudie la tumeur d'Acné varioliforme au triple point de vue de ses éléments anatomiques, de son développement et de sa nature.

« Sur les boutons d'acné varioliforme de la peau du pénis, excisés sur le vivant à l'hôpital Saint-Louis par mon ami le docteur Ernest Besnier, et immédiatement fixés dans leur forme par l'alcool absolu, j'ai pratiqué, au bout de quarante-huit heures, des coupes minces dans diverses directions. Les plus instructives sont celles qui passent exactement par l'ombilic de la tumeur, et qui ont été dirigées de façon que le plan de section soit exactement normal à la surface cutanée. Sur de pareilles coupes, colorées rapidement avec le picro-carminate d'ammoniaque de façon à obtenir une action élective parfaite, et examinées dans la glycérine picro-carminée, on peut constater facilement des particularités intéressantes.

La tumeur tout entière est formée par des *bourgeons ectodermiques* affectant chacun la forme d'une larme dont la base est profonde et la pointe superficielle. Toutes les pointes convergent vers le centre du hile, et toutes les bases forment autant de festons profonds, séparés par des lignes étroites de tissu connectif contenant des anses vasculaires à direction ascendante. Sur la coupe, l'ensemble de la lésion offre l'aspect d'un éventail renversé. En réalité, et considérée à l'état solide, la tumeur affecte la configuration d'une bourse, à culs-de-sac multiples, dirigés excentriquement et disposés en doigts de gant. Tout ce système est d'ailleurs plein, la cavité punctiforme du hile étant elle-même remplie de cellules cornées, résultant de la convergence de toutes les pointes des bourgeons.

Les cloisons connectives à vaisseaux ascendants qui séparent les bourgeons, peuvent être considérées comme une modification spéciale de papilles dermiques, qui deviennent longues, étroites et en quelque sorte linéaires entre les bourgeons. Ces bourgeons eux-mêmes, se continuant avec le corps muqueux de la peau saine péri-acnéique, paraissent représenter le corps de Malpighi qui comble les espaces interpapillaires de la peau normale.

Tout ce système est entouré de tissu connectif lâche et lamelleux, qui reproduit le type du tissu conjonctif diffus et non celui du derme. De larges vaisseaux à mince paroi y décrivent des réseaux, et peuvent se montrer rompus par places, de façon que la tumeur est environnée de points hémorrhagiques. Ceux-ci sont le plus souvent d'origine traumatique, les vaisseaux ayant été déchirés au moment même de l'excision en masse.

Structure et évolution des bourgeons. — Les bourgeons ectodermiques sont formés par des cellules du corps de Malpighi, avec lequel ils se continuent sur les limites de la tumeur. La première rangée, adjacente au tissu conjonctif, est formée de cellules cylindriques qui ne diffèrent de leurs homologues dans la peau saine que par leurs très grandes dimensions. Leur volume et leur hauteur dépassent souvent d'un tiers ceux des cellules cylindriques normales. Leur zone protoplasmique centrale périnucléaire est large, un peu granuleuse, translucide, et leur zone corticale est peu épaisse; on en voit cependant partir les prolongements protoplasmiques épineux. En d'autres termes la cellule, même à ce niveau, tend à devenir globuleuse par suite du développement prépondérant de la zone centrale.

Dans les couches qui se succèdent en dehors de celle des cellules cylindriques, et qui représentent le réseau ou lacs de Malpighi, beaucoup d'éléments cellulaires conservent simplement cette forme légèrement globuleuse, en se stratifiant d'ailleurs par lits à la manière ordinaire. Mais au milieu d'eux, certaines cellules se modifient plus profondément; dans la zone centrale dont le noyau occupe le milieu, se déposent de grosses granulations hyalines, que le picro-carminate colore en rose orangé. Bientôt ces granulations se fondent en une masse formée d'abord de grains cohérents, puis dans laquelle ces grains se fondent, et qui, s'accroissant sans cesse, donnent à la cellule des dimensions colossales et une apparence globuleuse. Souvent le noyau reste central, parfois il est rejeté sur le côté. Entre les cellules globuleuses existent des cellules malpighiennes normales ou un peu gonflées. La zone corticale des éléments cellulaires transformés s'amincit et devient une simple cloison membraniforme, qui enveloppe le bloc hyalin central à la façon d'une cuticule, les pointes protoplasmiques disparaissent alors. Nous sommes ici, évidemment, en présence de la modification qui a été considérée par M. Vidal, comme une *transformation colloïde*.

La substance hyaline qui remplit et développe, jusqu'à transformation globuleuse de l'élément, la zone centrale périnucléaire de ce dernier, ne se colore pas en rose pur, comme la substance mal définie que l'on appelle matière colloïde, sous l'influence des solutions carminées. Elle prend une teinte d'un rouge brun ou orangé, elle ne se fendille pas, mais elle est rétractile comme une masse de gélatine imprégnée d'eau, car lorsque l'on fait agir sur elle un réactif coagulant, elle revient sur elle-même en exprimant son liquide sous forme de goutte. Aussi, au pourtour ou même dans l'intérieur de la boule centrale, on voit, sur les pièces saisies par l'alcool, des vacuoles refringentes qui ont été creusées par le liquide exsudé au moment du retrait brusque. Ces vacuoles sont irrégulières, lobulées, il ne faut pas les prendre pour des gouttes graisseuses, l'acide osmique est sans aucune action sur elles, et les laisse absolument incolores.

Ainsi la zone hyaline centrale périnucléaire, signalée par M. Ranvier pour la première fois, et sur l'importance de laquelle a justement insisté depuis Leolir, devient, dans l'acné varioliforme, le siège d'une modification spéciale. Elle est développée dans la majorité des cellules, elle prend dans nombre d'entre elles des dimensions considérables et se remplit d'une substance translucide, *qui se dépose par grains* d'abord, comme le fait la graisse dans la même région des cellules sébacées normales. La cellule globuleuse conserve en outre son noyau actif, très souvent central, encore à la façon des cellules sébacées, peut-on dire avec M. Vidal qu'elle a subi la transformation colloïde, *c'est-à-dire qu'elle est dégénérée et morte*? Il est impossible de soutenir cette hypothèse. Nous allons en effet voir cette cellule continuer à vivre, et montrer sa vitalité par une évolution cornée aussi régulière que celle que subit une cellule de Malpighi, dans les couches épidermiques de la peau normale, avec cette différence que la kératinisation affecte ici un type particulier.

Vers l'union de son tiers inférieur avec le tiers moyen, chaque bourgeon présente une véritable *zone granuleuse* qui, dans les deux bourgeons, placés aux extrémités opposées d'une même coupe, se continue directement avec la zone granuleuse du corps de Malpighi normal. Cette zone est formée de grosses cellules globuleuses à centre hyalin, entre lesquelles sont des cellules plus petites, moins modifiées ou absolument normales, disposées en lits stratifiés. L'éléidine se montre dans toutes ces cellules sous forme de grains d'un rouge foncé, presque bleuâtre sur les préparations conservées dans la glycérine formiquée. Elle est surtout abondande dans la zone corticale des cellules globuleuses, mais on la voit aussi suinter sous forme de flaques des globes développés autour du noyau. *La transformation globuleuse n'entrave donc nullement la sécrétion de la substance kératogène.* Le globe central s'infiltre d'éléidine comme le fait la zone centrale d'une cellule normale. Au-dessus de la ligne granuleuse, extrêmement nette, et même beaucoup plus développée en hauteur que celle des couches épidermiques normales voisines, à cause de l'augmentation de volume des éléments, toutes les cellules sont devenues globuleuses. La matière translucide, rétractile, occupant la zone centrale périnucléaire, s'est transformée en une véritable boule de corne ; la zone corticale infiltrée d'éléidine se fusionne sur les limites avec ses similaires adjacentes, et soude intimement toutes les boules cornées, que l'acide picrique du picro-carminate colore en jaune pur, tandis que les cloisons formées par la fusion des zones corticales se montre sous la forme d'élégants traits rouges qui dessinent un réseau de mailles entre les globes jaunes. Sur les préparations colorées successivement par le violet de Paris et la Pyrosine, les boules cornées sont bleues et le réseau qui les relie est teint en rose vif ; on obtient ainsi des préparations d'une grande beauté qui montrent en outre, par le défaut de la réaction bien connue de Cornil, que les cellules de Malpighi ne subissent pas la dégénérescence amyloïde, comme Kaposi l'avait avancé tout récemment.

Le bourgeon ectodermique se termine donc du côté du hile par un *cône corné* qui forme la pointe de la larme à laquelle nous le comparions en commençant. *Ce cône se continue latéralement avec les couches cornées* moyennes de l'ectoderme sain, également colorées en jaune pur. Enfin, si on le dissocie en ses éléments, on voit rouler dans le liquide des blocs solides, comme des perles de corne que l'on ne peut écraser par pression, et que ni l'ammoniaque, ni la potasse à 40 pour cent ne modifient sensiblement au bout de plusieurs jours. Dans les mêmes conditions une coupe d'un carcinome alvéolaire (ou colloïde) est complètement fondue et disparaît pour ainsi dire.

Lignes papillaires, cloisons cornées inter-bourgeonneuses. — Nous avons dit que les bases des bourgeons sont séparées par des papilles étroites et longues parcourues par des vaisseaux ascendants disposés en anses, le sommet de ces papilles linéaires est recouvert par une mince bande du corps de Malpighi, continue avec celle du bourgeon, mais formée de cellules non globuleuses. Au-dessus de cette bande existe une ligne granuleuse aussi continue avec celle du bourgeon ; enfin, en dehors de cette dernière, sont des couches cornées lamelliformes, du type ordinaire, disposées sur le sommet de la longue papille étroite de façon à la coiffer, comme le feraient des cornets d'oublies superposés. Ce stratum épidermique forme, entre les cônes cornés répondant à chacun des bourgeons, de véritables cloisons distinctes, mais qui cependant latéralement se fusionnent avec la substance de ces derniers.

La disposition qui vient d'être décrite se rapporte aux tumeurs récentes et de petit volume. Quand l'acné grossit, les bourgeons végètent en tout sens, des ombilics multiples se forment, la disposition en éventail n'est plus observée et fait place à des formes compliquées et bizarres ; mais constamment l'évolution que nous avons décrite se retrouve dans chaque bourgeon ; l'on y voit de la périphérie au centre : 1° la couche de cellules cylindriques ; 2° la zone du réseau de Malpighi et les cellules globuleuses ; 3° la zone granuleuse ; 4° le cône ou comédon corné. Sur la marge de la lésion, ces différentes couches sont en continuité directe avec leurs homologues de l'ectoderme sain.

La conclusion de ce qui précède est maintenant facile à déduire des faits. Dans chaque bourgeon *plein* d'acné varioliforme, les cellules malpighiennes ont une tendance à devenir globuleuses, le protoplasma de leur zone centrale périnucléaire est le siège de la modification.

Cette modification, au lieu de consister en un dépôt de grains *graisseux*, comme cela a lieu dans la glande sébacée normale, consiste dans la production d'une substance hyaline particulière, qui se colore en brun orangé sous l'influence du picro-carminate d'ammoniaque.

Les cellules ainsi modifiées subissent la transformation cornée régulière, identique à celle qui change en lames de corne les cellules normales de Malpighi. Dans ces conditions, la matière protoplasmique qui forme la boule centrale, se transforme en un globe corné, les zones corticales se kératinisent de la même façon et se fusionnent en se soudant, comme elles le font d'ailleurs dans l'épiderme normal.

La *transformation globuleuse* n'est pas une lésion dégénérative, puisque la cellule survit et subit ultérieurement son évolution cornée ; ce terme doit par suite être substitué à celui de dégénération colloïde.

Nous ferons remarquer en terminant que : par son mode de production, d'extension, d'évolution, le molluscum de Bateman se rapproche plus des tumeurs proprement dites et des épithéliomes en particulier, que des productions acnéiques. Certains molluscum lobulés et compliqués ont une apparence si semblable à celle du cancroïde que l'on peut discuter leur définition. Comme l'acné varioliforme est toujours une tumeur bénigne, il est donc important de bien fixer les caractères anatomiques qui la séparent de l'épithéliome lobulé. Or, dans la tumeur varioliforme, les îlots de cellules cornées, simulant les globes épidermiques, sont toujours situés au-delà d'une ligne granuleuse infiltrée d'éléidine, ligne en dehors de laquelle on trouve des cellules globuleuses colorées en brun orange par le picro-carminate d'ammoniaque.

Au point de vue exclusif de l'anatomie générale, l'étude de l'acné varioliforme nous a permis de dégager un fait intéressant : c'est l'existence de productions cornées formées de globes kératinisés répondant chacun au centre d'une cellule malpighienne évoluée. Ce mode de transformation épidermique conduit à la notion d'un type nouveau de développement, distinct à la fois du type normal et de celui caractérisé par la formation des globes épidermiques à couches concentriques (1er avril 1880) ».

Ce savant histologiste, sans donner cette abondance de détails remarquable, avait déjà, en 1872, soutenu cette thèse. M. le docteur Misset s'était inspiré de ces idées dans son *Etude sur la Pathologie des glandes sébacées* où il dit que les culs-de-sacs glandulaires sont garnis d'un épithélium cylindrique formé de cellules crénelées, analogues à celles qui recouvrent la surface des papilles et forment l'étage profond du corps de Malpighi. A mesure que l'on pénètre plus profondément vers la glande, ces cellules s'aplatissent, deviennent polyédriques et vésiculeuses. Elles prennent alors, par suite de la formation d'un globe réfringent qui refoule le noyau, l'aspect d'un anneau dont ce noyau serait le chaton. L'aire de cet anneau se colore en jaune intense par l'acide picrique et serait constituée par le globe réfringent. Le contenu des cellules n'est donc pas graisseux, puisqu'il se colore. Dans l'acné sébacée les cellules épithéliales deviennent granulo-graisseuses.

Dans la séance de la Société de Biologie du 2 juin 1877, M. Vidal, médecin de l'hôpital Saint-Louis, a dit, à propos de l'acné varioliforme, que ce sont, en raison de la résistance des cellules épidermiques à l'action de l'acide acétique, des cellules épithéliales colloïdes qui constituent la tumeur morbide.

M. le professeur Renaut répond qu'il n'admet pas la dégénérescence colloïde des cellules épidermiques et prétend que ce serait une dégénérescence cornée au sein de la glande malade. La préparation, au moyen de réactifs colorés, donne les mêmes réactions que les cellules épidermiques, et il ajoute que c'est à ce caractère qu'il faut attribuer la transparence des éléments.

Dans la séance suivante (16 juin 1877), M. Renaut revient sur ce sujet et dit qu'il croit avoir démontré que les cellules des glandes sébacées avaient subi l'évolution cornée, analogue dans le fond à celle que présentent un certain nombre de cellules du corps muqueux de Malpighi dans les épithéliomes lobulés, tandis que M. Vidal persiste à croire que les cellules sont envahies par la dégénérescence colloïde ; au nom de M. André et au sien, M. Vidal déclare que les nouvelles recherches qu'il a faites depuis la séance du 2 juin confirment l'opinion qu'il a soutenue, c'est-à-dire que la phase ultime de l'altération des cellules dans l'acné varioliforme est la dégénérescence colloïde de ces cellules et non la dégénérescence cornée ; à l'appui de son opinion, il présente plusieurs pièces histologiques. M. Renaut conteste la valeur des réactions histochimiques invoquées par M. Vidal à l'appui de sa manière de voir, parce que d'une part les couleurs d'aniline teignent tous les éléments anatomiques indistinctement, l'acide acétique, d'autre part, n'est nullement sans action sur la substance mal déterminée connue sous le nom de substance colloïde. Cette substance ainsi que la nuance sont promptement modifiées par ce réactif acétique qui produit un précipité granuleux. Le caractère principal, indiqué par les auteurs, est la coloration en rose de la matière colloïde lorsqu'elle est traitée par le carmin ou le picro-carminate d'ammoniaque. Or, dit-il textuellement, « les cellules constituant le comédon de l'acné varioliforme restent claires en présence de l'acide acétique ; elles ne se colorent pas en rose sous l'influence du picro-carminate d'ammoniaque comme la matière colloïde, mais en jaune comme l'épiderme corné ; j'ajouterai qu'elles sont solides, qu'elles ne se déforment pas sous l'influence de la glycérine comme les éléments infiltrés de substance gélatineuse et colloïde ; elles se comportent dans leurs réactions générales comme les cellules épidermiques ou les globes épidermiques des tumeurs. »

M. Vidal, avec beaucoup d'obligeance, nous a communiqué une partie de ses recherches inédites, mais qu'il a fait connaître à la Société de Biologie.

Au point de vue des recherches anatomiques, il a fait deux distinctions, suivant qu'il opère sur la masse totale du comédon, compronant les éléments variés et multiples qui s'y trouvent, ou bien sur les globules seuls et isolés des autres éléments.

Il opère d'abord successivement sur la masse complète au moyen de plusieurs réactifs : par l'acide picrique, il observe une coloration jaune ; par une solution concentrée et chaude de chlorure de sodium, il voit cette masse se dissoudre ou se granuler ; par une solution de soude bouillante, il constate que les globules et les cellules sont détruits et qu'il se forme une surface gélatineuse, tremblotante, ce qui n'a pas lieu, d'après lui, avec la substance cornée ordinaire.

Il agit en suite séparément sur les globules ou *molluscumkorper* et il obtient, au moyen d'une solution carminée au centième, une belle coloration bleue, laquelle devient verte si on ajoute de l'acide picrique, les cellules épithéliales non malades restant bleues. — Le globule ne se dissout pas dans une solution bouillante et concentrée de potasse, à moins toutefois qu'il ne soit déjà malade.

M. E. Vidal possède une très belle collection de préparations histologiques qu'il a bien voulu nous montrer. Il a particulièrement une préparation très nette d'une tumeur d'Acné varioliforme faite avec le picro-carminate d'ammoniaque, dans laquelle la coloration *rose* est générale, moins prononcée, bien entendu, au niveau des globes réfringents. Nous avons vu quelques points jaunes peu nombreux et qu'il fallait rechercher attentivement.

Par où débute la lésion? C'est une question que nous nous posons avec M. Vidal, sans pouvoir la résoudre. Est-ce dans le noyau ou dans le protoplasma de la cellule? Il ne se prononce pas et conserve à ce sujet un doute bien difficile à lever.

Comme M. Renaut, il ne trouve pas de globules graisseux dans les parties malades.

Si nous avons longuement insisté sur le travail de M. Renaut, c'est que nous croyons que là est la vérité. Nous allons maintenant exposer les idées des auteurs qui se sont occupés de l'anatomie pathologique de l'Acné varioliforme, et, bien que ces idées soient souvent contradictoires, elles n'en sont pas moins instructives, car, outre qu'elles prouvent la difficulté qui existe, elles peuvent peut-être encore guider les histologistes et les micrographes.

Caillault dit dans son mémoire que le liquide lactescent folliculaire est toujours composé de cellules épithéliales à noyau, nombreuses, très développées et répandues au milieu d'une grande quantité de graisse ; il en est de même pour la matière sébacée concrète : outre l'énorme quantité de cellules épithéliales qui s'y rencontre, on trouve des débris de ces cellules. « Ces follicules, ainsi distendus, paraissent formés, comme à l'état normal, par une couche épithéliale interne, par une membrane moyenne sans caractère propre, et enfin par une membrane externe résistante et celluleuse ; des vaisseaux sanguins plus ou moins abondants rampent sur ses parois..... Ces détails micrographiques ont souvent été vérifiés par M. Dufour ; ils sont exactement identiques à ceux produits dans les planches annexées aux mémoires de Paterson et Henderson. »

Dans sa thèse, M. Lutz dit que les tumeurs d'Acné varioliforme semblent « produites par une hypertrophie de tous les éléments de la peau, avec prédominance toutefois de l'élément sébacé. »

Hardy, dans ses *Leçons sur les Maladies de la Peau* (2e édition, Paris 1861, tome II, page 98), et dans sa *Pathologie interne* qu'il fit en collaboration avec Béhier (tome III, page 178), dit qu'à l'examen microscopique on aperçoit, sous le champ de l'instrument, « en grande quantité des granulations assez grosses, arrondies, très luisantes et qui sont dues à l'élément graisseux. Puis on y voit des surfaces quadrilatères coupées en carré ou taillées en losanges inégaux qui sont des débris d'épiderme ; enfin, on y rencontre presque constamment des tubes ramifiés contenant dans leur intérieur et à leur pourtour des points blancs sphériques ou ovoïdes qui paraissent être les spores ou organes de reproduction d'un cryptogame. »

C'est ce cryptogame que Chausit dans ses *Remarques et Observations cliniques sur les Maladies de la Peau parasitaires* (pages 8 et 37) avait appelé *Microsporon Hardii*, sans cependant l'admettre.

Nous n'insisterons pas davantage sur ces spores dont M. Hardy a été le premier à faire justice un peu plus tard. A ce propos, qu'il nous soit permis de faire une remarque. Lorsque nous avons fait, dans le laboratoire de M. Ernest Besnier, à l'hôpital Saint-Louis, un examen au microscope d'une tumeur de l'un des malades relatés dans nos observations, nous vîmes des sporules. Ces préparations avaient été faites avec des solutions de picro-carminate d'ammoniaque. M. E. Besnier, s'emparant du microscope, examina le réactif picrique sans adjonction de matière étrangère,et nous montra des sporules analogues. C'est un fait que l'on rencontre presque toujours dans les solutions picriques préparées depuis plusieurs jours, et qu'il est bon de rappeler, car peut-être pourrait-il induire en erreur des observateurs éclairés, mais peu exercés à ce genre délicat d'observation scientifique.

Gustave Retzius est de la première opinion de M. Hardy et admet ces spores; Kleps également, mais il les considère comme une production nouvelle étrangère à l'économie; Lukowsky (Thèse de M. Uffoltz) les considère comme venant du chorion, transportées dans le rete Malpighi; enfin, en 1871, Bizzozero et Manfriedi prétendaient avoir été assez heureux pour suivre le développement de ces petits sphéroïdes. Les nombreuses préparations faites par eux prouvèrent, disaient-ils, avec la plus grande évidence, que ces sphères devaient leur origine au protoplasma des cellules contenues dans l'intérieur des conduits glandulaires. Ils examinèrent une tumeur d'Acné varioliforme extirpée de la paupière d'un enfant de 8 ans, demeurant à Pavie, par Qualigno à la Clinique opthalmologique. Voici les caractères microscopiques qu'ils constatèrent et que nous trouvons dans la thèse de M. Uffoltz : une coupe verticale mit à découvert un contenu caséeux qui consistait en petites plaques épithéliales irrégulières, dans lesquelles étaient englobées des sphères brillantes et des ovales résistant à l'action de l'acide acétique et de l'éther bouillant. Pour étudier ces corps sphéroïdes, Bizzozero et Manfriedi opérèrent de fines coupes de la tumeur, durcie préalablement dans une solution de *bichromate de potasse*, puis dans l'alcool ; les coupes furent colorées avec du carmin ou de l'hématoxyline et placées ensuite dans la glycérine. « Lorsqu'on considère ces préparations, on voit ce qui suit : les cellules les plus profondes, placées en rangées concentriques, contiennent un protoplasma fin et granulé. Il y en a aussi qui contiennent un protoplasma moins fin et qui présentent le contour radié et finement rayé des cellules spéciales appelées *stachelzellen* (*stachel*, épine, et *zellen*, cellule). Plus les cellules arrivent près de l'orifice du canal, plus leurs contours sont accentués, plus leur protoplasma est brillant, plus leurs granulations deviennent grosses ; leur noyau, primitivement situé au centre ou près du centre, est repoussé vers la périphérie, entre la membrane cellulaire et le protoplasma. Plus haut encore, les granulations du protoplasma se dissolvent en une substance homogène fortement réfringente qui, plus tard, se réunit en masses sphériques. Ainsi naissent ces corps sphériques ou ovales, recouverts de leur enveloppe cellulaire déjà cornée, qui se moule sur eux en forme de plaque mince dans l'intervalle des autres corpuscules ; enfin, ces sphères deviennent libres par l'atrophie de la couche enveloppante, et elles apparaissent alors entre les plaques cornées auxquelles elles doivent leur origine ».

Ces auteurs italiens se sont efforcés de démontrer que ces corpuscules du Molluscum contagiosum de Bateman trouvaient leur origine dans l'épithélium. — Nous ferons aussi remarquer qu'ils se trouvent sur plusieurs points en communauté d'idées, avec M. Renaut, à l'époque où lui-même faisait des recherches de son côté.

En 1875, Bœck, de Christiania, arrivait à des conclusions identiques ; il ne voyait pas de noyau apparent dans les cellules mais admettait et décrivait les corpuscules du Molluscum. Il explique à peu près ainsi leur genèse : le noyau d'une cellule malade disparaît progressivement et est remplacé par une zone brillante, ces cellules seraient de « jeunes corpuscules mollus-coïdes en voie de formation. »

Deux ans plus tard, Kapow arrive encore à admettre à peu près les mêmes idées. Il compare les petits corps sphéroïdes que l'on voit au centre à la place des cellules, à des figues entassées dans une boîte ; on en voit sortir à moitié des cellules épithéliales, puis celles-ci se vident et ressemblent alors à un bonnet de coton, (Thèse du docteur Uffoltz) ; Kapow ajoute qu'ils ne sont pas spécifiques du Molluscum contagiosum, car il les a trouvés aussi dans les comédons, dans les cancroïdes, dans les athéromes, enfin dans des amas anciens de cellules épidermiques.

Moriz Kaposi, en 1879, répète en partie ce qu'il avait dit deux ans auparavant. L'acné varioliforme, qui est pour lui le *molluscum verrucosum*, est constituée par des glandes sébacées, dégénérées, formant un petit kyste par suite de la rétention dans leur intérieur d'un magma de graisse et d'épiderme liquéfiés ; leur paroi serait épaissie. La matière que l'on fait sortir par la pression représente une grappe à tige très courte composée de lobules sphériques, lisses et blancs, qui sont sous une apparence feuilletée et comme en bouillie. — A l'examen au microscope, on trouve des cellules épidermiques plates très divisées et de plus des globules et des cristaux graisseux ; on peut encore y constater la présence de corps ovoïdes volumineux, sans noyau, assez brillants, les uns contenus dans une enveloppe de cellules épidermiques, les autres complètement libres. Ces corpuscules sont les corpuscules du molluscum signalés et décrits par Henderson et Paterson que Kaposi n'admet pas. — Sur les coupes que ce savant médecin viennois a faites, il a constaté une structure lobulée avec une paroi limitante envoyant des prolongements dans l'intérieur ; il y décrit aussi un contenu disposé par couches et constitué à sa périphérie par des cellules d'*enchyme* et plus profondément par des cellules dont le protoplasma a subi la dégénérescence *amyloïde*, que M. Renaut n'admet pas. Il ajoute que l'on peut trouver ces corpuscules dans les épithéliomes, les anciens comédons et dans toutes les parties de l'économie où séjournent longtemps des cellules épithéliales. Il se range à l'opinion de Bollinger qui ne les considère ni comme des champignons ni comme des grégarines venues là par immigration.

Nous terminerons ce chapitre par quelques considérations pathogéniques.

III. Pathogénie.

1° *Siège de la maladie.* — En France, on admet généralement que le point de départ est dans les glandes sébacées. Virchow et Kapow le placent dans les follicules pileux, avec hypertrophie consécutive du réseau de Malpighi, parce qu'ils ne retrouvent pas les globules graisseux existant normalement; si la lésion siégeait dans les follicules pileux, on verrait un poil émerger et c'est justement ce que personne n'a signalé et ce que nous n'avons jamais pu constater.

Gustave Retzius, Bœck, Lukowsky, font de cette maladie une prolifération anomale des cellules du réseau de Malpighi. Kapow réfute cette hypothèse en lui opposant la présence des fibres élastiques et des capillaires sanguins ainsi que la forme lobulée.

2° *Nature de la maladie.* — Rayer la rapportait à l'inflammation primitive ; cette idée combattue par Bazin et le professeur

Hardy n'a plus cours aujourd'hui dans la science. Comment en effet admettre une inflammation quand on ne peut en trouver aucun des symptômes? — Bazin en fait une hypertrophie glandulaire, d'autres expliquaient ces petites tumeurs par la rétention de la matière sébacée. Nous inclinerions plutôt pour une hypersécrétion avec rétention.

EXPOSÉ CLINIQUE.

I. Définition.

Nous sommes en mesure maintenant de donner une définition approximative de la maladie de Bateman, laquelle ne pourra être en réalité formulée absolument que quand l'anatomie pathologique en aura été définitivement fixée.

L'acné varioliforme est caractérisée par la rétention de la matière contenue dans les glandes sébacées de la peau, modifiée, il est vrai, mais formant des saillies, plus ou moins nombreuses, régulières, de volume variable, souvent globuleuses, ombiliquées et présentant d'une façon constante un petit orifice par lequel on peut faire sortir de la matière sébacée sans forme déterminée.

Parmi les noms divers donnés à cette maladie, nous n'en trouvons pas qui la désigne aussi bien que celui que Bazin lui a donné en dernier lieu, et si la crainte d'ajouter encore à cette liste déjà si étendue ne nous arrêtait pas, nous proposerions la dénomination d'*Acné perlée varioliforme,* car dans tous les cas observés par nous représentant plus de quatre cents tumeurs réparties sur onze sujets, le caractère que nous avons toujours rencontré dans ces tumeurs, à part quelques rares exceptions, représente exactement, pour la forme, la couleur et la consistance, les perles que tout le monde connait; la variété des noms donnés au Molluscum de Bateman prouve que la nature de la maladie est difficile à déterminer.

II. Symptomatologie.

La symptomatologie de l'Acné varioliforme présentera à étudier l'aspect, la couleur, la forme, l'ombilication, le nombre, la disposition, le volume, le siège, la consistance et le contenu des tumeurs.

1° *Aspect, couleur, forme.* — L'aspect de ces petites tumeurs varie beaucoup comme couleur, et surtout comme forme.

La couleur en est généralement d'un gris-perle et quelquefois, mais exceptionnellement, rosée ou d'une teinte jaunâtre légère; elles sont luisantes, d'une transparence plutôt apparente que réelle. Chez le malade qui fait le sujet de l'observation IV, les plus grosses, au nombre de deux, avaient une couleur et un aspect tout différents : elles étaient tantôt rouges, tantôt simplement rosées; c'est une exception que l'on rencontre quelquefois et qu'il est bon de signaler; du reste, autour de ces tumeurs rouges ou rosées, ayant déjà acquis un certain degré de développement, on en trouve presque constamment d'autres beaucoup plus nombreuses présentant la couleur pour ainsi dire normale, c'est-à-dire gris-perle. En examinant attentivement avec une forte loupe la base de ces tumeurs au point où elles se continuent avec la peau environnante, on peut voir un petit réseau vasculaire très fin.

La forme de ces tumeurs est variable. Si elles sont très volumineuses, elles sont globuleuses, rouges, étranglées à leur base plutôt que pédiculées; si elles sont de moyenne grosseur, elles peuvent se présenter sous deux formes différentes; parfois ces tumeurs font saillie au dessus de la surface cutanée comme si on avait appliqué des perles sur la peau, parfois aussi elles ont la forme d'un petit cône tronqué, plus large à la base qu'au sommet, ressemblant alors véritablement, comme Bazin l'a dit très judicieusement, à des pustules de variole, ou plutôt de varioloïde ; ces tumeurs peuvent aussi ressembler quelquefois à de la gale pustuleuse ; elles prennent également la forme cylindroïde, comme l'a dit Magnan, interne de Bazin. Il en est de même pour les plus petites, chez lesquelles la forme globuleuse, sphéroïde est très rare ; mais dans quelques cas nous avons pu la constater. On pourrait encore, principalement pour ces dernières, les comparer à des têtes d'épingles hémisphériques, ou complètement sphériques, et l'on aurait une idée assez exacte de leur forme.

2e *Ombilication.* — C'est ici que nous devons parler de l'un des caractères principaux, nous pourrions presque dire de l'un des caractères pathognomoniques de l'Acné varioliforme, c'est-à-dire de l'ombilication complètement analogue à celle de la variole ou de la varicelle, particulièrement à celle que les Anglais appellent chicken-pox, et, à ce propos, en faisant toutefois quelques réserves, on nous permettra d'en référer à la description que Bazin en a donnée et de la reproduire :

« Le point central est noirâtre, d'un gris cendré ou d'un blanc sale, quelquefois comme formé par une substance crayeuse, rugueuse, qu'on voit, dans quelques cas, sortir du follicule, soit spontanément, soit par une pression un peu forte entre les doigts, sous forme de filament ou d'appendice vermiforme. Ce n'est autre chose que la matière sébacée concrète qui remplit et distend le follicule. L'orifice du follicule est un contour arrondi, sorte de margelle en dehors de laquelle existe un cercle transparent parfaitement visible à la loupe, nullement vésiculeux et formé par le soulèvement des couches épithéliales. Au-dessous de ce cercle on voit la base du follicule, opaque et ayant ordinairement la couleur de la peau environnante. Dans quelques cas, le bouton folliculaire ressemble à une verrue ou à un petit nœvus. On dirait, au premier abord, qu'il n'y a pas d'ombilic, mais en examinant le bouton avec attention, soit à l'œil nu, soit ce qui vaut mieux encore, à l'œil armé de la loupe, on distingue nettement l'ouverture ombilicale sur la partie inférieure ou sur le côté du bouton. »

Le point central est bien, en effet, d'un gris cendré ou d'un blanc sale, mais nous n'en avons jamais vu de noirâtre; cette coloration noirâtre, presque constante sur les tannes, est un caractère différentiel avec l'Acné varioliforme. La coloration de l'ombilic, dans l'Acné varioliforme, est, le plus souvent, d'une teinte plus foncée que les parties environnantes, à des degrés différents assez variables; mais l'ombilic ne présente jamais un point noir tranché comme dans les tannes ou dans l'acné punctata, par exemple. Bazin dit aussi qu'en pressant la tumeur entre les doigts, ou fait sortir une matière crayeuse sous forme de filament ou d'appendice vermiforme; cette forme de filament ou d'appendice vermicellé, appartient à d'autres affections et non à l'Acné varioliforme; de semblables pressions ont été souvent faites sous nos yeux, nous les avons nous-même pratiquées, et jamais, dans la maladie qui fait l'objet de cette étude, nous n'avons pu constater une apparence vermiforme, vermicellée ou moulée comme on le constate dans les tannes, mais nous avons obtenu un magma blanc, laiteux, crayeux, légèrement épais et consistant, et ressemblant assez au contenu des loupes que l'on fait sortir après avoir pratiqué l'ouverture de ces tumeurs. Du reste, nous traitons ce sujet dans un autre chapitre.

3° *Nombre.* — Le nombre ne peut être fixé, même d'une façon approximative, il est essentiellement variable. L'un des malades que nous avons observés ne présentait que trois boutons d'Acné varioliforme, et plusieurs autres de ces malades en présentaient soixante et même près de cent.

Cette différence s'explique : 1° par le début, plus ou moins éloigné de la maladie ; 2° par son siège, car on comprendra facilement que si les tumeurs occupent une partie du corps exposée à des frottements répétés, soit par les vêtements, soit par les membres entre eux, l'agent contagieux aura bien plus de chances d'être transporté et d'aller donner naissance à de nouveaux éléments acnéiques, que si le siége était sur des parties découvertes où elles seraient relativement isolées. Cette différences dans le nombre des tumeurs chez tous ces malades peut encore s'expliquer par la constitution, sans que, cependant, on puisse en indiquer la raison précisé, car il en est de l'Acné varioliforme comme de la plupart des variétés d'acné et de certaines autres affections. Pourquoi, par exemple, une personne aura-t-elle une seule variété d'acné, une autre une variété différente, une autre, enfin, la réunion de plusieurs, avec un nombre de boutons variant chaque fois ?

Il y a bien évidemment là une idiosyncrasie toute particulière dont il faut tenir compte, bien qu'aucune explication satisfaisante n'ait été donnée jusqu'à ce jour.

4° *Disposition, groupement.* — Nous placerons ici quelques remarques qui ne sont pas dépourvues d'intérêt ; nous voulons parler de la disposition, ou plutôt du groupement des tumeurs d'Acné varioliforme. Nous ne nous occuperons pas de leur siège que nous traitons plus loin, mais de la confluence et de la forme discrète de la maladie. Chaque bouton a son existence personnelle d'une manière absolument constante, et il est difficile parfois de le vérifier, tellement ces boutons sont rapprochés et confluents, mais avec l'aide d'une loupe on y arrive. Ils peuvent être isolés, mais le plus souvent ils sont groupés au nombre de deux, trois et dix dans un espace assez restreint, et un peu plus loin on en trouvera un groupe analogue ; nous avons facilement pu l'observer plusieurs fois sur les malades que nous avons examinés. Cette disposition est surtout bien plus marquée sur les parties couvertes, où les vêtements ont un mouvement de va et vient fréquemment répété principalement sur la poitrine, la région abdominale et les régions pubienne, pénienne, scrotale et ano-génitale. Puisque la question de contagion a été très discutée, ne pourrait-on pas puiser là un nouvel argument pouvant plaider en sa faveur et corroborer les preuves qui ont été déjà données?

5° *Volume.* — Comme dans toutes les tumeurs, le volume est assez variable ; voici les deux extrêmes : la dimension d'une très petite tête d'épingle à peine visible si l'on n'y apporte pas une grande attention, et celle d'une petite noisette, en passant par toutes les grosseurs intermédiaires ; ce maximum de développement est exceptionnel et bien que rare, nous avons pu l'observer.

Les tumeurs les plus fréquentes sont de très petite dimension, c'est-à-dire de la grosseur d'une tête d'épingle ordinaire, puis viennent ensuite celles qui atteignent le volume d'un petit pois ; ces dernières, sans être aussi fréquentes que les précédentes, ne sont pas très rares néanmoins, car nous avons pu en voir plusieurs à l'hôpital Saint-Louis, dans le service de M. E. Besnier, depuis le mois de février dernier.

Nous n'avons pas vu à la clinique de ce dermatologiste distingué, ni sur aucune pièce du musée de l'hôpital Saint-Louis, ni dans aucun des atlas de dermatologie que nous avons pu consulter, de tumeur de Bateman plus grosse que celle que nous avons décrite (obs. IV). Cependant, M. le professeur Fournier a bien voulu nous dire qu'il avait observé des tumeurs d'Acné varioliforme atteignant, dans la plus grande dimension, le diamètre d'une pièce de cinquante centimes. Ce dernier cas nous paraît devoir être tout-à-fait exceptionnel.

6° *Siège*. — Comme tous les auteurs qui ont écrit sur ce sujet jusqu'à ce jour, nous n'avons jamais vu d'Acné varioliforme sur la paume des mains et sur la plante des pieds ; toutes les autres parties du corps, incontestablement, sont susceptibles de présenter de ces tumeurs.

Voici, à propos du siège, une statistique, fort incomplète sans doute, car la plupart des cas ne sont pas arrivés à la connaissance des médecins. Pour établir cette statistique, nous nous sommes basé uniquement sur les cas déjà publiés, sur une statistique personnelle à M. Ernest Besnier qui a bien voulu nous la communiquer, et, enfin, sur les cas que nous avons trouvés et observés, depuis, dans le service de ce savant dermatologiste. Les parties où siège cette maladie sont, par ordre de fréquence :

La face, le cou, la nuque, et le cuir chevelu, 27 cas ;
Organes génitaux et régi ponubienne, 11 cas ;
Membres supérieurs, 5 cas ;
Partie antérieure du tronc et région abdominale, 4 cas ;
Paupières, 2 cas ;
Partie postérieure du tronc, 1 cas.

7° *Consistance*. — L'acné varioliforme est dure, ou tout au moins ferme au toucher ; nous comparerons à des perles les boutons qui en sont la manifestation, car si, en effet, on les prend entre les doigts, on peut les faire rouler comme de petites boules très nettement délimitées et ne faisant pas corps avec les tissus voisins sous-jacents ; cette sensation n'existe plus, ou plutôt n'est pas très nette ni très caractéristique lorsque ces tumeurs sont volumineuses et atteignent la grosseur d'une petite noisette. Si, pour un motif quelconque, ces tumeurs ont laissé échapper leur contenu, la consistance ne persiste pas et cesse totalement.

A notre avis, c'est à tort qu'on les a, sous ce rapport, comparées à des verrues, car cette comparaison ne donne pas une idée exacte de la plupart des cas.

8° *Contenu.* — Ayant examiné histologiquement, le contenu de ces petites tumeurs, nous ne donnerons ici que les caractères macroscopiques.

Ces tumeurs peuvent se vider spontanément et sans que le malade s'en aperçoive, mais si on les presse entre deux doigts, on remarque alors que la matière qui sort n'est pas, comme l'ont prétendu plusieurs auteurs, vermiforme ou plutôt vermicellée, comme moulée, passée à la filière, ainsi que cela arrive pour les tannes, mais bien une matière blanchâtre, laiteuse ou crayeuse, sans aucune forme déterminée, molle sans être liquide, que l'on pourrait comparer à du plâtre fraîchement délayé, et déjà un peu consistant.

III. Marche. — Terminaison.

Comme la plupart des maladies cutanées bénignes l'Acné varioliforme n'a pas de retentissement sur l'économie, la symptomatologie de cette affection se résume donc dans ses caractères purement objectifs.

1° *Début.* — Il est assez difficile de pouvoir décrire le début de ces tumeurs en raison, tout à la fois de leur petitesse presque microscopique et de l'absence de prurit et de douleur ; par conséquent l'attention des malades n'étant pas appelée sur elles, il en résulte que ces petites tumeurs ne sont soumises à l'examen du médecin que longtemps après leur apparition et alors qu'elles ont acquis déjà un certain développement ; cependant, si un malade se présente avec un nombre assez considérable de ces tumeurs, il arrive qu'en faisant un examen attentif et minutieux on en rencontre qui ne sont encore qu'à leur période initiale. C'est alors qu'on pourra voir, surtout avec une loupe, des tumeurs naissantes extrêmement petites et présentant les mêmes caractères que celles que nous venons de décrire.

La malade qui fait le sujet de l'observation VII prétend que chez elle ces boutons commencent par une rougeur au milieu de laquelle se développe une petite tumeur qui prend alors les caractères dont nous avons parlé et nous nous bornerons à signaler ce mode de début, car il ne nous a pas été donné de le constater par nous-même.

Le plus ordinairement l'Acné varioliforme commence à se manifester par une petite papille à peine saillante, dure si on la prend entre les doigts, non douloureuse le plus souvent, rarement recouverte de squames, sans changement de couleur à la peau qui néanmoins est quelquefois légèrement rosée, ressemblant enfin à un simple bouton, et, dans certains cas, à de petites verrues.

2° *Marche. — Durée.* — L'acné varioliforme se développe plus ou moins rapidement ; les malades que nous avons observés accusent une durée de 2 à 4 mois, mais il est bon de faire remarquer que ces appréciations n'imposent pas une confiance absolue, car elles ne sont pas rigoureusement exactes ; la plupart du temps, en effet, ainsi que nous venons de le dire, les malades ne remarquent ces tumeurs acnéiques que lorsqu'elles sont déjà d'un certain volume, et conséquemment leur début remonte à une époque plus éloignée qu'il ne leur est pas possible de préciser. Cette phase de développement est, d'ailleurs, d'une durée très variable, et même sur le même malade.

3° *Terminaison.* — Lorsque ces tumeurs ont atteint leur summum, si elles sont abandonnées à elles-mêmes, elles peuvent ou rester stationnaires pendant un temps indéterminé, ou marcher vers la guérison qui peut avoir lieu d'une façon spontanée, soit par le grattage, soit par un frottement, soit par un coup accidentel qui aura arraché la tumeur.

Il existe d'autres modes de terminaison spontanée, par exemple :

A. A la suite de tiraillements ou de pression, ces tumeurs se vident, se dessèchent et tombent ; alors, comme le dit Caillault (*Archives générales médicales*, 1851) « on les voit brunir en même temps qu'elles acquièrent une mobilité anomale jusqu'à ce qu'une légère traction vienne les détacher complètement : à la place du pédicule est une surface cicatricielle rosée qui ne tarde pas à disparaître sans laisser de traces indélébiles. »

B. Les tumeurs peuvent s'enflammer et alors la peau devenant rouge au pourtour de leur base, elles deviennent le siège d'un prurit plus ou moins prononcé et les produits de l'inflammation entraînent la matière sébacée en formant ordinairement une croûte qui tombe, ou sans laisser ni ulcération ni cicatrice, ou en laissant une ulcération comme le dit encore Caillault dans son mémoire « large, à fond gris et sale, dont les bords sont presque toujours taillés à pic. Cet état ulcéreux peut durer un temps assez long et donner, si les ulcérations siègent à la face, un aspect repoussant. » Une fois guérie, cette ulcération laisse une cicatrice.

4° *Cicatrices.* — L'étude de ces cicatrices est intéressante ;

on comprend facilement quelles doivent varier dans leur nombre, dans leur confluence et dans leur étendue. Chez la plupart des malades que nous avons pu observer, après avoir été rouges pendant un laps de temps, variant entre dix et vingt jours, ces cicatrices devenaient presque totalement blanches, du reste, pour en donner clairement une idée exacte nous n'avons qu'à reproduire ce qu'en a dit Bazin qui les a si bien décrites :

« La cicatrice de l'Acné ombiliquée est gaufrée, rayonnée comme celle de la vaccine et de la variole, d'une régularité parfaite, peu profonde, n'entamant que les couches les plus superficielles de la peau, arrondie, à bords nets, comme taillés à pic, blanchâtre, offrant çà et là, notamment à la circonférence, de petites dépressions ou points plus enfoncés et plus colorés que le fond cicatriciel, tout à fait semblable à la dépression que laisserait sur la peau un cachet fortement appliqué.

Examinée à la loupe, cette cicatrice est rougeâtre, son fond parait papillaire, mais les papilles sont aplaties, et les sillons inter-papillaires peu marqués. Les points plus enfoncés paraissent comme de petits godets ou de petits cônes creux sur lesquels les papilles aplaties et allongées se rendent en rayonnant au point central de la dépression conique. On voit assez ordinairement sortir un poil très fin du fond de ces petites dépressions. Je pense que le centre de la cicatrice, où l'on ne trouve pas de points enfoncés, répond au bouton folliculaire qui a été détruit entièrement et les petites dépressions aux couronnes de follicules sébacés qui entourent la base de chaque poil. . . . .

» La forme est toujours arrrondie : les petites sont circulaires ou ovalaires. , ...

» Quelquefois elles offrent une bride ou sorte de pont qui les partage en deux. Ce pont ne me paraît être autre chose qu'une languette tégumentaire, restée intacte, entre deux follicules atteints d'inflammation gangréneuse. . . . .

» Les cicatrices de l'acné varioliforme diffèrent par leur régularité parfaite, de toutes les cicatrices en général ; par leur variété d'étendue, par leur enfoncement à peu près uniforme sur toute l'étendue de la cicatrice, par la largeur des petites dépressions dont elles sont parsemées, elles se distinguent des cicatrices de la vaccine et de la variole. »

5° *Maladies concomitantes.* — L'acné varioliforme est, le plus souvent, associée à d'autres affections de la peau, dont les plus fréquentes, sont certainement les autres variétés d'acné et particulièrement l'Acné punctata et l'Acné sebacea. Piogey a vu un malade atteint tout à la fois d'Acné varioliforme et d'Impetigo du cuir chevelu. Roger a constaté l'Acné varioliforme coïncidant avec une éruption furonculeuse sur la paroi abdominale, et Bazin a observé l'Acné varioliforme chez un eczémateux ; nous même nous avons constaté chez la plupart des malades qui font le sujet de nos observations de l'Acné punctata et de l'Acné sebacea. Quant aux autres maladies que nous avons remarquées chez les malades, nous ne pensons pas qu'il y ait de rapprochement à faire entre elles et l'acné varioliforme qui ne peut en être presque jamais ni la cause ni la conséquence : une simple coïncidence peut le plus souvent expliquer la présence simultanée de ces diverses affections.

Nous croyons donc qu'il n'y a que les différentes variétés d'acné qui soient véritablement des maladies concomitantes, car l'inflammation qui se produit lorsque les tumeurs siègent aux paupières, les chancres, qui peuvent s'inoculer par l'orifice ombiliqué de ces tumeurs, sont bien plutôt des complications, complications pouvant devenir redoutables dans certaines circonstances.

DIAGNOSTIC.

En réalité, celui qui a, une seule fois, *bien vu* un cas d'Acné varioliforme la reconnaîtra à ses caractères pathognomoniques : aspect varioliforme, ombilic central ou latéral, comédon saillant ou faisant issue à la pression, consistance et couleur perlées.

Nous ne saurions croire, malgré tout notre respect pour Bazin, qu'un médecin « fort capable et parfaitement initié aux maladies de la peau » ait pris pour une variole un varus ombiliqué ; une erreur semblable aurait été commise le 30 mars 1880 par un médecin militaire sur un malade considéré comme varioleux et ne présentant que des boutons d'Acné varioliforme (thèse Uffoltz). Ce n'est qu'au milieu des épidémies de variole ou par le fait d'un examen hâtif, rapide, insuffisant, incomplet que pareille erreur se pourrait faire ; elle serait alors le fait de l'imperfection de l'examen, non de la difficulté réelle du diagnostic.

Il faut souvent aussi un peu d'attention pour ne pas confondre l'affection de Bateman avec diverses petites tumeurs de la peau : les verrues, les condylômes syphilitiques ombiliqués, surtout à la vulve, les petites tannes multiples.

Le porreau présente, le plus souvent, un petit bouquet corné d'épiderme en forme de pinceau, tandis que dans la maladie qui nous occupe nous trouvons une surface unie avec une dépression ; la verrue s'en rapproche beaucoup, mais, comme dans les végétations et les tubercules muqueux, on ne peut, même par une forte pression, faire sortir de la matière sébacée ; de plus, les verrues ont une teinte jaune-blanchâtre comme cornée, non transparente, tandis que dans l'Acné varioliforme on trouve une teinte opaline due à la présence d'un liquide lactescent ou à de la matière graisseuse qui distend les follicules, et leur donne une transparence plus apparente que réelle, comme le dit très judicieusement Caillault.

Les tannes n'ont pas la consistance dure, perlée, et de plus, signe important à noter, en les pressant on fait sortir une matière blanche, vermicellée, comme moulée et passée à la filière, ce qui n'existe pas dans l'Acné varioliforme.

Quant aux tubercules syphilitiques, l'erreur n'est guère possible, si, après s'être enquis des antécédents, on ne trouve pas de point ombiliqué par lequel on puisse faire sortir de matière sébacée. La consistance d'ailleurs n'est pas la même et la coloration rose vif, ou même rouge, est presque constante et bien plus accentuée.

PRONOSTIC.

Au point de vue du pronostic, l'Acné varioliforme est en elle-même sans aucune gravité ; c'est une difformité bien plutôt qu'une maladie et encore faut-il pour cela qu'elle siège au visage : le seul inconvénient qu'elle présente est de laisser des cicatrices qui d'ailleurs, d'après Bazin, n'ont pas lieu ordinairement sur le visage mais sur le tronc, sur les membres et plus spécialement sur la face dorsale.

Elle peut donner lieu cependant à quelques considérations qui ne manquent pas d'intérêt.

Si l'éruption d'Acné varioliforme est discrète, si elle siège sur des parties couvertes et non exposées aux frottements, elle pourra passer inaperçue, ou du moins le malade ne s'en préoccupera pas jusqu'au moment où, pour une cause quelconque, une ou deux de ces petites tumeurs s'enflammeront et causeront un prurit plus ou moins intense.

Si cette éruption siège à la figure, surtout si, même sans être tout-à-fait confluente, elle présente des tumeurs assez nombreuses ou d'une certaine grosseur, elle détruira l'harmonie des traits ; aussi le malade demandera-t-il à en être débarrassé. Si les tumeurs folliculaires siégeaient sur les lèvres et surtout sur les paupières, le pronostic devrait être réservé, car si elles venaient à s'enflammer, ou à s'ulcérer, elles pourraient provoquer une fièvre légère et une conjonctivite, voire même une kératite qui, comme on le comprendra facilement, pourrait avoir des conséquences assez graves ; mais ces faits sont heureusement fort rares.

Le malade qui fait le sujet de l'observation I, que nous avons recueillie dans le service de M. Ernest Besnier, à l'hôpital Saint-Louis, offre, au point de vue du pronostic, un intérêt tout spécial. Ce malade présentait sur la partie dorsale du fourreau de la verge trois chancres mous auto-inoculables ; ces chancres se sont développés sur trois tumeurs d'Acné varioliforme ; le malade est très précis et très catégorique à cet égard. Le petit orifice des boutons acnéiques pourrait donc être la porte d'entrée d'un virus qui, comme le chancre syphilitique, par exemple, irait, de là, infecter l'économie tout entière et amener, par la suite, les graves désordres que chacun sait; malgré sa bénignité ordinaire l'Acné varioliforme, en conséquence, peut-être le point de départ de grands désordres et de sérieuses complications ; la syphilis ou d'autres maladies, qui peuvent s'ensuivre, rendent le pronostic moins favorable et même grave.

Nous ne citerons que pour mémoire les deux cas rapportés dans l'ouvrage de Paterson, l'un de Cazenave et Schedel où il n'est rien moins que certain que la mort ait été causée par l'affection dont nous nous occupons, l'autre d'Henderson, à l'infirmerie royale d'Edimbourg, dont le malade se trouvait dans un cas analogue.

ETIOLOGIE.

1° *Fréquence.* — Nous dirons, avec Bazin, que l'Acné varioliforme n'est pas aussi rare qu'on pourrait le supposer tout d'abord. Il en est de cette affection comme de beaucoup d'autres qui échappent à l'observation quand l'attention n'a pas été appelée sur elles, soit par le malade, soit par une circonstance fortuite.

Quelques auteurs seulement en rapportent des observations, et encore, ont-ils soin d'ajouter que ce n'est qu'une faible partie des cas qu'ils ont rencontrés ; c'est ce qui peut expliquer, dans une certaine mesure, l'obscurité qui règne aujourd'hui et probablement pour longtemps encore sur cette question.

L'étiologie en est donc, par conséquent, fort difficile à faire. Les statistiques manquent, et, quand elles existent, elles sont forcément fort incomplètes, malgré le soin que l'on peut apporter à les établir ; les malades sont dans l'impossibilité absolue, ce qui se conçoit facilement du reste, de préciser l'origine et la date du début de la maladie, début passant presque toujours inaperçu.

2° *Sexe.* — Profitant des statistiques que nous avons pu nous procurer et de celle que nous devons à l'obligeance de M. Ernest Besnier, et qui lui est personnelle, nous croyons pouvoir être autorisé à dire, dans l'état actuel de la science, que le sexe féminin est peut-être particulièrement exposé à cette affection ; c'est au moins ce qui semblerait résulter de l'observation particulière de Bazin (*journal des connaissances médicales.* 1851).

Caillault, pour les enfants, dit que les filles semblent plus fréquemment atteintes que les garçons.

Telle est aussi l'opinion de M. Besnier, qui, sur douze cas dont il a conservé l'observation écrite, compte sept femmes ou filles, et cinq hommes ou garçons.

Sur les sujets qui font l'objet de nos observations, nous trouvons autant de l'un que de l'autre sexe, mais en général, d'après la plupart des auteurs, les femmes en présenteraient plus souvent que les hommes.

3° *Age.* — L'âge à une influence manifeste : Bazin ne l'a observée que chez des sujets au-dessous de 30 ans ; Caillault dit, dans son mémoire publié dans les *Archives générales de médecine* de 1851, que « depuis la naissance jusqu'à l'âge de la puberté les enfants, bien qu'ils soient soumis à presque toutes les affections cutanées du cadre dermatologique, n'*offrent presque jamais les variétés communes du genre acné*, tandis que l'espèce folliculaire qui nous occupe paraît être, en quelque sorte, propre à l'enfance ». Les douze cas de M. Besnier étaient espacés entre 12 et 32 ans.

De toutes les statistiques publiées jusqu'à ce jour, il semble résulter que la limite extrême est l'âge de 32 ans environ, et que l'Acné varioliforme peut se montrer dès les premières années de la vie. Magnan a trouvé une fois 39 ans, Cazenave 60 ans, nous-même (observation III) 42 ans, mais il convient d'ajouter que le début de l'Acné varioliforme passant inaperçu la plupart du temps, devait très probablement remonter à une époque beaucoup plus ancienne.

4° *Constitution.* — Bazin dit que le tempérament lymphatique, les conditions originelles ou acquises de la tuberculisation et de la scrofule, lui ont paru aussi pouvoir être rangés au nombre des causes prédisposantes. Il a vu, dans un cas, l'éruption acnéique qui nous occupe coïncider avec les premières menstrues. Nous ne croyons pas devoir insister sur ce point ; la relation de cause à effet nous semblant fort contestable, d'autant plus que, contrairement à ce que dit Bazin, les malades que nous avons observés étaient, en général, robustes et jouissaient d'une santé parfaite.

5° *Contagion.* — Tous les auteurs qui ont écrit sur ce sujet sont divisés lorsqu'il s'agit de la contagiosité du Molluscum de Bateman, et en lisant tous les mémoires et articles publiés sur l'Acné varioliforme de Bazin nous avons été frappé, et par la divergence d'opinion et, surtout, par la différence des termes employés pour caractériser ce côté spécial de la question.

Les uns admettent la contagion, les autres la nient ou n'admettent qu'une simple coïncidence, coïndence, en tout cas, bien fréquente, il faut le constater.

De ce que nous avons vu dans tous les ouvrages, articles et mémoires imprimés ou lus dans diverses sociétés savantes, il ressort que la contagion évidente pour les uns, probable pour les autres, n'est pas un fait acquis pour tous, et encore ceux qui ne la reconnaissent pas comme possible, ou même comme probable, admettent-ils une coïncidence.

La contagion de l'Acné varioliforme nous parait aujourd'hui, non seulement une probabilité, mais un fait que l'on peut considérer comme définitivement acquis à la science, bien que l'agent de cette contagion reste encore à trouver. En présence des faits nombreux plaidant en sa faveur que nous signalons dans le cours de cette étude, en présence surtout de l'observation de Caillault, nous n'avons pas hésité un seul instant à admettre la contagion, sans pouvoir toutefois l'expliquer scientifiquement. Ce que nous avons pu voir par nous-même, et les détails consignés dans notre deuxième observation nous ont confirmé dans notre opinion ; nous avons traité, en partie, ce sujet à la fin de notre *historique* en rapportant l'opinion de M. E. Besnier, que nous adoptons sans réserve.

Plusieurs des auteurs qui ne voient qu'une coïncidence, ont observé des tumeurs folliculeuses qui s'étaient développées sur les parties découvertes de personnes ayant de fréquentes relations entre elles ; tantôt ce sont des rapports conjugaux, une autre fois ce sont des soins donnés à des malades ou à des enfants, ou encore des linges de toilette communs à plusieurs personnes qui sont les principaux modes de contagion. Ne sont-ce pas là vraiment des témoignages suffisants pour justifier la thèse que nous soutenons ? C'est ce que nous allons nous efforcer de faire ressortir en donnant un aperçu rapide de tout ce qui a été écrit sur cette question.

Bateman, tout en méconnaissant la nature véritable de cette affection, a été frappé de son caractère contagieux, aussi, pour la distinguer des autres variétés de Molluscum, lui a-t-il donné l'épithète de contagiosum, épithète qui a été et qui est encore discutée. Dans son ouvrage de 1818, traduit par Bertrand en 1820, il cite l'observation d'une femme présentant au sein des petites tumeurs de molluscum contagiosum ; elle avait, précédemment, allaité un enfant affecté de tubercules de même nature ; deux enfants de la même famille en avaient eu de semblables et les parents croyaient que le premier atteint de cette affection l'avait lui-même reçue d'une nourrice ayant sur la figure plusieurs de ces excroissances cutanées. Plus loin, il rapporte l'observation d'un enfant atteint d'un *Porrigo larvalis*, qui a été soigné par un autre enfant qui lui a, dit-il, *inoculé* le Molluscum contagiosum. Depuis, les médecins se sont occupés de cette maladie sur laquelle Bateman a eu le mérite d'attirer l'attention.

En parcourant les auteurs, on remarque que les opinions au

sujet de la contagion sont très divisées, aussi bien dans l'école française que dans celle étrangère, en exceptant, toutefois, l'école anglaise qui est presque unanime à l'admettre en adoptant les idées de leur maître Bateman.

Thompson et Carswell rapportent l'un des cas observés par Cazenave et Shedel qui se déclarent contagionistes en appuyant leur opinion sur plusieurs faits.

Thompson raconte qu'il observa ce Molluscum sur le côté droit du cou d'une servante de ferme ; en la questionnant, il sut qu'elle avait l'habitude de porter sur le bras droit un enfant qui avait sur la figure des tubercules semblables et que sa tête reposait toujours sur son épaule droite ; cet enfant se trouvait souvent en rapport avec celui d'une servante de cette même ferme qui était atteint depuis longtemps déjà de Molluscum contagiosum.

Paterson, médecin du dispensaire de Leith, accoucha une jeune mariée qui présentait sur les grandes lèvres des tubercules de Molluscum contagiosum ; quelque temps après, le mari vint le consulter et lui montra des tumeurs qu'il portait, absolument semblables à celles remarquées sur sa femme au moment de l'accouchement.

Henderson cite plusieurs cas : 1° d'un enfant sans qu'il puisse retrouver l'origine de la maladie ; 2° d'un enfant nourri par sa mère qui, elle-même, avait du molluscum contagiosum sur les seins ; 3° d'un enfant qui reçut la maladie d'un autre plus âgé qui le faisait manger habituellement et prenait soin de lui ; 4° enfin, il rapporte un cas dont il ne donne pas les détails et qui, dit-il, ne peut fournir d'argument pour ou contre la contagion.

Craidgie suit l'exemple de Bateman et cite plusieurs faits en faveur de la contagion.

Robert Willis est le seul de l'école anglaise qui ne se prononce pas nettement en faveur du caractère contagieux que

Bateman avait reconnu à son molluscum : il n'admet qu'une simple coïncidence.

En Allemagne, on s'est peu occupé de cette maladie ; nous ne connaissons personnellement que l'ouvrage de Moriz Kaposi dont nous avons parlé au commencement de cette étude.

Quant à l'école française, elle est encore, comme autrefois, très divisée sur ce sujet.

Gerdy, Huguier et Bazin, dans leurs mémoires, n'en parlent pas.

Rayer, sans être opposé à la contagion, raconte que le malade de sa première observation couchait avec un de ses frères qui n'a jamais présenté de ces tumeurs.

Piogey, dans l'observation qu'il a publiée, ne voit qu'une coïncidence.

Devergie, dans ses premiers écrits, dit en avoir vu un cas dans sa pratique où la contagion lui avait paru manifeste, et tout en étant disposé à l'admettre, attend de nouveaux faits pour se prononcer. Plus tard, en 1862, il dit textuellement ceci : « La maladie peut se communiquer de l'enfant à la mère *et vice versa*, propriété que les dermatologistes ont reconnue exacte. »

Caillault avait d'abord blâmé l'épithète de contagiosum imposée par Bateman à son molluscum, mais les faits qu'il observa depuis, à l'hôpital des enfants, et qu'il a consignés dans un très bon mémoire, le font croire à une contagion *possible*. Ces faits sont pour nous si concluants que nous ne pouvons les passer sous silence, et, bien qu'ils aient déjà été publiés à plusieurs reprises, nous croyons être autorisé à les reproduire à la fin de notre thèse, en raison de leur importance.

Où trouver, en effet, un exemple plus remarquable de contagion, puisque sur 30 malades, couchés dans la même salle, ayant une vie commune et participant aux mêmes jeux, 14 présentent des tumeurs folliculaires au bout de trois mois?

Caillault rapporte encore l'observation suivante : Deux petites filles étaient couchées l'une à côté de l'autre dans une salle de chirurgie, et bientôt l'une d'elles, soit par coïncidence, soit par contagion, présenta sur la joue droite une tumeur d'Acné molluscoïde semblable à celle que sa voisine portait ; ces enfants avaient de fréquents rapports. Plus loin, il rapporte aussi l'observation d'un jeune homme de 18 ans qui avait de ces tumeurs ; sa sœur, âgée de 14 ans, se servant du même linge de toilette, ne tarda pas à en présenter de semblables à la face et au cou.

Sur 48 cas que ce médecin a observés, il a recherché avec soin l'étiologie contagieuse et a pu la constater 18 fois.

Magré tous ces faits qui, pour nous, sont des plus probants, Caillault, tout en étant porté à admettre la contagion, ne se prononce pas d'une manière catégorique et conclut en disant : « Le phénomène de la contagion ne doit pas néanmoins être repoussé avant qu'une observation rigoureuse n'ait jugé clairement la question. »

Pour Hardy et Béhier (*Pathologie interne*, tome III, page 178), la cause accidentelle de l'Acné varioliforme pourrait bien être la contagion. Ils ont hésité à y croire, quand un fait vint ébranler leur opinion. En 1857, M. Hardy constata sur le sein d'une nourrice ces tumeurs acnéiques, il examina l'enfant qu'elle allaitait et lui en trouva sur la face disposées de telle façon que lorsqu'il tétait elles correspondaient exactement avec celles du sein. En 1861, il constata cette même éruption sur la face et le cou d'une infirmière qui soignait une malade atteinte du Molluscum de Bateman. D'après ces auteurs, le mode de contagion peut s'expliquer à l'aide des spores d'un cryptogame. Ces spores ou organes de reproduction seraient des tubes ramifiés contenant à leur intérieur et à leur pourtour des points blancs sphériques ou ovoïdes. Ils ajoutent que s'ils n'avaient craint de scinder leur description des affections des follicules sébacés, ils auraient rangé l'Acné varioliforme parmi les maladies parasitaires, maladies essentiellement contagieuses, comme on peut en voir la preuve tous les jours, que le parasite soit animal ou végétal. Aussi, comme traitement préventif, conseillaient-ils l'isolement des malades. — Depuis, M. Hardy a abandonné son cryptogame.

Moriz Kaposi n'admet pas la contagion : M. E. Besnier a discuté l'opinion de cet auteur ; nous avons rapporté ses paroles à la fin de notre aperçu historique. Nous adoptons sans réserve les idées du savant médecin de Saint-Louis.

6° *Inoculabilité.* — Comme toutes les maladies reconnues contagieuses sans conteste ou même simplement supposées telles, la matière contenue dans les tumeurs d'Acné varioliforme a été l'objet d'inoculations répétées. Avec M. E. Besnier, nous dirons que la non-inoculabilité ne permet pas de conclure à la non-contagion. Qui est-ce qui songerait à nier la contagion de la diphtérie malgré l'inoculation heureusement infructueuse qui est demeurée célèbre? Pour éclairer la question, nous devons donner les résultats, quels qu'ils soient, obtenus dans les expériences faites à ce point de vue.

Paterson et Henderson ont transporté sur eux-mêmes et sur d'autres la matière contenue dans le Molluscum contagiosum de Bateman sans que cette inoculation ait produit d'effet ; Neumann l'a tentée plusieurs fois, mais comme eux il n'a jamais réussi.

M. Vidal, dans son mémoire sur l'inoculabilité de quelques affections cutanées, dit que « certaines affections cutanées, bien que parfaitement caractérisées et typiques ne sont pas inoculables ; ainsi l'eczéma, l'herpès zona, le pemphigus diutinus et peut-être le Molluscum contagiosum ou Acné varioliforme, » et ajoute plus loin, à propos de cette dernière maladie, qu'il a échoué dans ses inoculations, bien que la contagion, admise par beaucoup d'auteurs, lui paraisse probable.

Il a inoculé la substance molle que l'on fait sortir par la pression en l'insérant sous la peau, mais dans aucun cas il n'a obtenu de résultat. Parlant de Gustave Retzius, de Stockolm, qui, après s'être frotté le devant de la poitrine avec le contenu d'une tumeur de Molluscum contagiosum de Bateman, vit, après une incubation de près de six mois, se développer une tumeur anatomiquement semblable ; M. Vidal ajoute que, sans pouvoir, dans l'état de la science à cette époque, discuter cette observation, « il se contente de faire remarquer comme un fait bizarre et bien fait pour provoquer le doute cette incubation de plusieurs mois. »

M. E. Vidal, médecin de l'hôpital Saint-Louis, dans les nombreuses inoculations qu'il a faites des maladies de la peau, et dont il a fait faire des moules qui se trouvent au musée de cet hôpital dans une vitrine spéciale, est parvenu, le 25 mai 1878, à inoculer l'Acné varioliforme à un de ses élèves de bonne volonté, M. Pautry. Cinq piqûres ont été faites avec une aiguille trempée dans du comédon suivant les règles de la vaccination ; pendant les jours qui ont suivi ces petites opérations, le patient a vu ces piqûres devenir des taches rouges et prurigineuses. Six semaines après, quatre des piqûres d'inoculation ne laissaient pas de trace, et une seulement présentait un petit bouton légèrement saillant, d'une forme oblongue dans la direction transversale, offrant les caractères de l'Acné varioliforme.

Au mois de décembre suivant, M. Vidal a pratiqué l'autoinoculation sans obtenir de résultat ; à cette même époque ce distingué dermatologiste l'a également pratiquée sur lui-même sans succès.

Stephan Mackensie, dans *Clinical Society of London British medical journal* (7 juin 1879, page 855), a publié un cas tendant à démontrer la contagiosité du Molluscum de Bateman.

TRAITEMENT.

Le traitement de l'Acné varioliforme tel qu'il est aujourd'hui institué, est d'une grande simplicité ; il est tout entier mécanique et doit consister dans le procédé le plus facile à réaliser : avulsion de la petite tumeur, selon la méthode que nous avons vu mettre en pratique par M. E. Besnier, et que nous allons indiquer tout-à-l'heure.

Quelques mots seulement sur ce qui a été proposé précédemment, et sur les divers moyens de traitement préconisés jusqu'à ce jour, lesquels peuvent être divisés :

En médicaux et en chirurgicaux.

MOYENS MÉDICAUX : Bazin avait recommandé l'application de *pommades et de lotions alcalines, de l'huile de cade* (*oleum a junipero*), *de l'huile de goudron, de la teinture d'iode,* et conseillé un *traitement général* tonique. Ces moyens pratiqués tous les jours amenaient, au bout d'un temps assez long, la guérison par inflammation adhésive.

Quand les tumeurs sont multiples, très petites, disposées par groupes, et que l'on a une raison quelconque pour ne pas employer un moyen chirurgical, on peut, avec des frictions de savon mou de potasse convenablement dirigées, sinon toujours guérir toutes les tumeurs, au moins déblayer considérablement le terrain.

MOYENS CHIRURGICAUX : Ce sont la cautérisation, la ligature, l'énucléation, l'incision, l'excision et l'avulsion.

1° *Cautérisation.* M. Hardy a conseillé et pratiqué la cautérisation de ces tumeurs avec la solution suivante :

Sublimé corrosif, 25 à 40 centigrammes;
Eau, 250 grammes.

Sous l'action de ce moyen, les tumeurs disparaissaient au bout de quelques jours par suite d'inflammation adhésive et après la chute d'une petite croutelle qui se formait au sommet par l'effet de l'application du caustique.

Nous n'avons pas été à même d'apprécier ce procédé que nous n'avons pas vu appliquer à l'hôpital St-Louis.

Quant aux cautérisations avec le crayon de nitrate d'argent, après raclage, énucléation, incision, excision partielle, dilatation de l'orifice, etc., qui sont le plus généralement usitées en France, elles sont longues, douloureuses, incomplètes dans leurs résultats, et souvent suivies de cicatrices saillantes tout-à-fait regrettables quand elles ont, surtout chez la femme, leur siège sur la face, ou le haut du thorax, etc. (Voir l'observation III).

A plus forte raison proscrivons-nous les caustiques plus énergiques.

2° *Ligature.* — On a conseillé la ligature avec un fil mince et solide ; on pourrait aussi employer le fil élastique comme on l'a préconisé dans ces derniers temps pour différentes affections chirurgicales ; mais c'est un procédé long, douloureux, applicable seulement aux grosses tumeurs anciennes qui ébauchent un pédicule, et il n'y a véritablement pas lieu d'en parler sérieusement pour les petites tumeurs multiples, souvent miliaires, qu'il est si facile d'avulser autrement.

3° *L'énucléation.* — C'est le procédé employé par l'école de Lyon ; l'exécution en est assez longue, assez douloureuse, mais le résultat obtenu est bon.

4° *L'incision.* — Elle consiste à fendre le bouton d'un coup de bistouri ou de lancette, en n'intéressant, toutefois, que la peau, puis à exprimer le corps glandulaire entre les ongles. Comme on le voit cette méthode, préconisée par Huguier, ne diffère du procédé suivant que par le premier temps.

5° *L'excision.* — Ce procédé pratiqué avec des ciseaux courbes assez fins, avait été également indiqué par Huguier. Elle peut être totale ou partielle ; lorsque les tumeurs avaient un pédicule, Huguier les tranchait et enlevait ainsi le bouton tout entier ; dans le cas contraire, il excisait les couches cutanées qui recouvraient le sommet de la tumeur, puis il énucléait celle-ci par des pressions exercées sur deux points opposés.

Lorsque l'excision complète, avec les ciseaux courbes, de la totalité de la tumeur est pratiquée par une main assez habile pour ne pas entamer la peau saine à la périphérie, et ne trancher que le pédicule fictif, elle constitue un excellent procédé peu douloureux, très expéditif, très simple et très satisfaisant dans ses résultats immédiats et consécutifs. Nous l'avons vu mettre plusieurs fois à exécution par M. E. Besnier.

6° *L'avulsion.* — *a.* — Huguier a aussi indiqué *l'arrachement.* On saisit la tumeur entre deux ongles, et on l'avulse par un rapide mouvement de torsion ; c'est un procédé primitif, mais qui peut trouver son application chez les enfants pusillanimes et qui a pour lui la simplicité de l'outillage.

b. — *Le procédé de l'épingle*, qu'emploie volontiers M. Besnier, consiste à passer une épingle ordinaire sous la petite tumeur et à exécuter quelques mouvements d'élargissement du tunnel qui, avec un très facile coup de main, permet d'avulser aisément le bouton ; c'est encore là un procédé pratique et qui n'effraie pas trop les enfants ou les malades pusillanimes.

c. — *Le raclage*, qui n'est qu'un procédé perfectionné d'avulsion ou d'arrachement a été appliqué par M. E. Besnier à la plupart des malades, et c'est celui auquel il s'est définitivement arrêté.

Le procédé s'applique à toutes les tumeurs, grosses ou petites, et tous les médecins qui sont au courant de ce mode opératoire, si utile et si remarquable dans le traitement d'un grand nombre d'affections cutanées, en comprendront aisément le manuel.

Avec une curette de Wolkmann (instrument tout-à-fait analogue à un cure-oreille ordinaire dont les bords sont tranchants), tenue comme une plume à écrire, on donne un ou deux petits coups secs à la base de la tumeur que l'on expulse aisément, sans grande douleur. Une toute petite dépression, à peine quelques gouttes de sang que la moindre compression temporaire arrête, puis cicatrisation plate, simple, et très rapide, à la suite d'un pansement quelconque de 24 heures (ouate, poudre d'amidon) et tout est dit.

Une seule curette de la dimension d'un cure-oreille ordinaire suffit à toutes les indications, en raison de sa forme ovalaire, cependant s'il s'agit d'avulser de toutes petites tumeurs, on peut se munir de curettes de plus petit calibre.

Il est bien entendu que la peau, s'il s'agit d'une région où elle est mobile, sera tendue à la base de la tumeur soit par l'opérateur, soit par un aide ; c'est là un détail d'exécution que chacun saura mettre en pratique dans la mesure réclamée par les circonstances particulières.

OBSERVATIONS.

I. — Considérations générales.

Avant de publier nos observations, il est un devoir que nous avons à cœur de remplir, c'est d'exprimer ici notre très vive gratitude à M. le Dr Ernest Besnier, médecin de l'hôpital Saint-Louis, pour l'obligeance toujours empressée et toujours gracieuse avec laquelle il a mis à notre disposition tous les malades qui en sont l'objet, et en nous aidant de ses conseils éclairés et de sa grande expérience des maladies de la peau; nous l'en remercions bien sincèrement.

Nous remercions M. le professeur Alfred Fournier, d'avoir bien voulu accepter la présidence de notre thèse.

Nous remercions également M. le Dr E. Vidal, médecin de l'hôpital Saint-Louis, pour les renseignements qu'il nous a si obligeamment donnés.

Nous ferons quelques remarques générales sur ces observations :

C'est le 21 février dernier, en voyant un malade atteint d'Acné varioliforme, dans le service de M. E. Besnier, que l'idée nous est venue de faire notre thèse sur ce sujet; à ce moment là, nous ne pouvions espérer avoir à observer, dans l'espace de quelques mois, un aussi grand nombre de cas; les malades atteints de ces tumeurs folliculaires étaient rares aux consultations, et nous pensions nous être placé sur un terrain ingrat, au point de vue des observations personnelles, mais, favorisé par le hasard, nous avons vu les malades se présenter en nombre bien suffisant pour ne nous point faire regretter le choix de notre sujet.

Nous avons pu voir douze personnes atteintes d'Acné varioliforme : Six hommes et six femmes. L'âge de tous ces malades variait entre onze et trente-deux ans, à l'exception d'un seul qui avait quarante-trois ans; cet âge de quarante-trois ans serait une anomalie, d'après les rares statistiques publiées jusqu'à ce jour; nous ne nous y arrêterons pas, car rien ne prouve, en effet, que cette personne ne portait pas, depuis un temps indéterminé, un ou deux boutons qui étaient passés inaperçus pour elle.

Sur ces douze personnes qui se sont présentées le lundi, à l'hôpital Saint-Louis, à la consultation de M. E. Besnier, cinq y sont venues pour toute autre chose que l'Acné varioliforme, et ce n'est qu'en les examinant avec soin que l'on a découvert les petites grosseurs qui constituent cette maladie et qui ne les préoccupaient en aucune façon; un homme est venu spécialement pour cette maladie, à cause du prurit et de la douleur que les boutons d'acné occasionnaient par suite de l'inflammation développée par des frottements ; deux jeunes femmes sont également venues consulter spécialement pour ce seul motif que cela les contrariait au point de vue purement esthétique ; une autre femme s'est présentée à la consultation avec ses trois enfants ayant comme elle de l'acné varioliforme, et déclarant qu'une jeune fille habitant chez elle, en avait également, et *que cela se gagnait.*

Plusieurs de ces malades présentaient un intérêt particulier que nous allons faire ressortir en quelques mots seulement : celui qui fait l'objet de la première observation est intéressant au point de vue de l'inoculation qui peut se produire au moyen du petit orifice des boutons d'Acné varioliforme ; la deuxième observation, sans avoir la portée de celle de Caillault, vraiment très remarquable, ne présente-t-elle pas un intérêt tout spécial et digne d'être noté au point de vue du caractère contagieux de la maladie ? Enfin, le cas de la malade, objet de la troisième observation, attire et fixe l'attention, en raison des cicatrices kéloïdiennes consécutives au traitement par la cautérisation au nitrate d'argent. Il en est de même pour le malade de la septième observation qui, de plus, dit que l'apparition de ses tumeurs se manifeste par une tache rouge.

II. — Observations en particulier.

OBSERVATION I.

Acné varioliforme. — Trois chancres mous développés sur trois de ces tumeurs.

Henri C...., âgé de 32 ans, exerçant la profession de pâtissier, s'est présenté à la consultation de l'hôpital Saint-Louis, le 21 février 1880 ; il a été admis dans le service de M. Besnier, et a occupé le lit n° 24 de la salle Saint-Léon.

Ce qui a amené ce malade, c'est la présence sur la face dorsale du fourreau de la verge, au niveau de la couronne du gland, de trois ulcérations dont une, de moindre dimension, se trouve placée entre les deux autres, et, sur le bord du prépuce, d'une quatrième plus petite que les précédentes ; ces ulcérations ne sont autres que quatre chancres mous datant de trois semaines environ.

Deux de ces ulcérations sont, à peu près, de la largeur d'une pièce de cinquante centimes, entre elles s'en trouve une troisième de la largeur d'une lentille qui leur est juxtaposée, la quatrième, celle du bord du prépuce, est de très petite dimension ; mais elles sont toutes les quatre très distinctes et séparées les unes des autres par quelques millimètres de peau saine ; elles sont plates et non indurées.

L'auto-inoculation faite sur la région ombilicale par M. E. Besnier, a donné lieu à un nouveau chancre qui, ainsi que les premiers, a été arrêté très rapidement par la cautérisation au nitrate de plomb et par un pansement à l'iodoforme.

Le malade dit avoir remarqué, il y a trois mois, ces ulcérations chancreuses, et environ trois semaines après un rapport suspect.

Il présente, en outre, quatorze petites tumeurs dont une daterait de dix ans; les autres se seraient développées successivement depuis dix-huit mois; il n'en a jamais vu de semblables sur les personnes qu'il fréquente habituellement.

Trois des chancres mous que ce malade présente se seraient développés à la place de trois de ces petites tumeurs; il est très affirmatif sur ce point. Nous l'avons interrogé minutieusement, avec persistance et à plusieurs reprises à ce sujet, car il y avait là un intérêt tout particulier, à cause des complications qui peuvent se produire pendant l'évolution de l'Acné varioliforme et qui modifient le pronostic de cette affection essentiellement bénigne en elle-même, comme nous l'avons dit dans le cours de ce travail.

Chez ce malade, les tumeurs n'ont pas acquis un grand développement : deux millimètres de diamètre environ au maximum pour quelques-unes, et un développement moindre pour le plus grand nombre; mais au point de vue objectif, toutes sont de véritables perles comme couleur, forme, consistance et volume; leur base est légèrement étranglée chez les plus grosses, les petites, au contraire, ont la base plus large que le sommet, ce qui donne à la tumeur un aspect véritablement varioliforme, car au centre de toutes on trouve une ombilication très visible à la loupe, et assez difficile à constater à l'œil nu. Par la pression on peut en faire sortir une matière sébacée blanche, laiteuse, se réunissant en masse demi-solide, non filiforme.

Ce malade est sorti de l'hôpital le 15 mars, complètement guéri et de ses chancres et de son acné varioliforme ne laissant de cicatrice à aucun endroit, mais seulement une simple petite tache blanche à la place des tumeurs.

Voici comment elles ont été traitées :

M. E. Besnier en a coupé trois avec les ciseaux pour les faire examine par M. le professeur Renaut, de Lyon, il en a enlevé trois autres par la curette pleine, et les a ensuite cautérisées toutes les six avec le crayon de nitrate d'argent; nous avons pressé deux de ces tumeurs pour en faire sortir le contenu, les autres sont tombées toutes seules par suite de grattage pendant le séjour du malade à l'hôpital.

A sa sortie, aucune de ces tumeurs, quel qu'ait été le procédé employé pour les extirper, n'a laissé de cicatrice, mais, ainsi que nous l'avons dit plus haut, une simple petite tache blanche, régulière, se continuant très directement, sans saillie ni dépression, avec la peau environnante.

OBSERVATION II.

Acné varioliforme chez quatre personnes de la même famille, la mère, trois de ses enfants et chez une jeune ouvrière travaillant avec eux.

Le lundi, 19 avril 1880, la dame G..., s'est présentée à l'hôpital St-Louis, à la consultation de M. E. Besnier, accompagnée de ses trois enfants ; elle est âgée de 43 ans, exerce la profession de cartonnière et occupe plusieurs ouvrières. Elle y est venue pour des tumeurs qui, a-t-elle dit, sont contagieuses puisque ses enfants et l'une des ouvrières de son atelier, amie de ses filles, en ont de semblables depuis qu'elle-même a remarqué les siennes.

Cette dame ne se rend pas bien compte du début de sa maladie ; elle la ait remonter au mois de mai 1879 ; à cette époque, dans le cours d'une promenade, s'étant assise à côté d'une personne malsaine, elle aurait éprouvé, la nuit suivante, des démangeaisons principalement au front, et le lendemain elle aurait remarqué à cet endroit des tumeurs absolument semblables à celles qu'elle présente aujourd'hui ; elles étaient, a-t-elle ajouté, le siège d'un prurit assez intense, surtout la nuit.

Nous n'insisterons pas sur ce début de la maladie tout-à-fait anomal et peu probable ; ces démangeaisons nocturnes provenaient certainement d'une affection parasitaire, pédiculaire ou autre qui a attiré l'attention de la malade et lui a fait remarquer ses petites tumeurs de date évidemment plus ancienne mais qui, pour elle, étaient passées inaperçues.

On constate aujourd'hui chez cette dame la présence d'un certain nombre de ces petites tumeurs, toutes absolument semblables ; il s'en trouve une dizaine sur le côté gauche de la région abdominale, une quarantaine disséminées sur les seins, sur les parties latérales antérieure, et postérieure du cou, et sur la figure ; on en rencontre également deux sur le bord ciliaire de la paupière inférieure gauche, et une sur le bord ciliaire de la paupière supérieure droite ; on remarque en outre de nombreuses taches rouges, unies, régulières, qui, au dire de la malade, marqueraient la place de petites tumeurs analogues enlevées récemment par le grattage et qui, comme es autres, devront ne pas laisser de cicatrices.

Elle n'éprouve qu'un très léger prurit.

La fille aînée, âgée de 19 ans, qui n'a que quatre petites tumeurs, en tout semblables à celles de sa mère, siégeant à la nuque au niveau de la racine des cheveux ; elle n'en a pas ailleurs et l'époque du début n'a pas été remarquée par elle ; la figure et le cou présentent de l'Acné simplex nombreuse.

La seconde fille, Isabelle G..., âgée de 13 ans, de constitution strumeuse, a remarqué des petites tumeurs semblables à celles de sa mère au mois de février dernier; aujourd'hui, on en trouve une soixantaine disséminées sur la face, le cou, la nuque, le dos, la poitrine et sur le cuir chevelu au milieu des cheveux qu'il faut écarter pour voir ces tumeurs. Pas de prurit.

Le plus jeune des enfants, Georges G..., âgé de 11 ans, bien constitué, a remarqué les siennes vers le commencement du mois de mars dernier ; on en voit six derrière les oreilles, neuf sur la figure, quelques-unes disséminées dans les cheveux et une dizaine sur le reste du corps. L'enfant ne souffre aucunement de la présence de ces tumeurs.

La mère débarbouille elle-même ses plus jeunes enfants, au moins deux fois par semaine, avec un linge de toilette servant à toute la famille ; cette dame et ses trois enfants font également usage d'un seul et même peigne.

La jeune ouvrière, dont nous avons parlé, mais que nous n'avons pas vue, est liée intimement avec les deux jeunes filles et présenterait aussi, depuis quelques semaines, des tumeurs identiques.

Nous n'insisterons pas plus longtemps sur la description de ce nombre considérable de tumeurs (plus de cent), car elles ne présentent en elles-mêmes rien de particulier ; elles ont tous les caractères de l'Acné varioliforme tels que nous les avons décrits dans le cours de ce travail et reproduits en grande partie dans chacune des observations qui accompagnent celle-ci ; nous nous contenterons simplement de noter le volume de ces tumeurs : aucune n'était complètement globuleuse faisant saillie en dehors de la surface cutanée, elles étaient toutes de forme hémisphérique et ressemblaient, comme forme et comme volume, à des têtes d'épingles que l'on aurait appliquées sur la peau et ayant la consistance et la couleur de petites perles coupées par la moitié et ombiliquées.

Toutes ces tumeurs ont été traitées le samedi suivant par M. E. Besnier qui les a raclées ou plutôt arrachées, au moyen de la curette de Wolkmann sans cautérisation ; les malades étant revenus à la consultation quinze jours après, il n'a été constaté l'existence d'aucune cicatrice mais seulement de petites taches régulières, les unes rouges, les autres blanches, ne présentant aucune tendance kéloïdienne.

L'intérêt principal de cette observation multiple réside dans le caractère bien évidemment contagieux de cette affection se manifestant, non-seulement sur les membres d'une même famille, mais aussi sur une étrangère en relations avec eux; le linge de toilette, le peigne et le contact résultant des jeux entre enfants, ont été bien sûrement le mode de contagion.

OBSERVATION III.

Acné varioliforme. — Cicatrices kéloïdiennes anciennes consécutives à un traitement local antérieur.

Pauline X..., alsacienne, âgée de 22 ans, employée dans un magasin de nouveautés, s'est présentée à l'hôpital St-Louis, le lundi 19 avril 1880, à la consultation de M. E. Besnier, pour une quinzaine de petites tumeurs siégeant sur le devant de la poitrine et au cou.

Cette jeune fille n'a jamais vu de semblables grosseurs dans son entourage; sa santé est ordinairement bonne; elle peut préciser la date du début : la naissance de ces petites tumeurs ne remonte pas plus haut qu'au mois de septembre ou de novembre dernier, suivant elle. Elle dit avoir été chez un médecin qui lui aurait brûlé, ajoute-t-elle, seize de ces petites tumeurs au moyen du nitrate d'argent; en effet, on ne voit plus aujourd'hui ces tumeurs qui ont entièrement disparu, mais à leur place on constate des taches rouges, saillantes et franchement kéloïdiennes.

Ayant probablement des motifs pour craindre une maladie spécifique, elle est allée, au commencement du mois d'avril 1880, consulter M. le docteur Ricord qui n'a pas jugé à propos de la soumettre à un traitement particulier.

Venue de nouveau le vendredi suivant, cette jeune fille prétendait avoir quatre petites tumeurs de plus que le lundi précédent; c'était évidemment inexact, car ces tumeurs ayant le volume d'une grosse tête d'épingle, n'auraient pu atteindre cette dimension dans un laps de temps si court; la vérité c'est qu'elle ne les avait pas remarquées.

Quoiqu'il en soit, elle offre aujourd'hui quinze petites tumeurs ayant absolument tous les caractères de l'Acné varioliforme; elles sont en général petites, du volume que nous venons d'indiquer, de couleur gris-perle uniforme, d'une consistance dure, très nettement ombiliquées, non pédiculées ni même étranglées à la base. Sans nous arrêter plus longtemps sur la description de ces tumeurs qui ne présentaient rien de spécial, nous pouvons ajouter qu'elles n'occasionnaient aucun prurit et que cette jeune fille, rassurée qu'elle était par M. Ricord, ne s'en préoccupait qu'au point de vue esthétique.

Le traitement a été fait séance tenante par M. E. Besnier qui en a enlevé la moitié avec la petite curette de Wolkmann en donnant un bon coup sec. La malade s'est ensuite frictionnée pendant huit jours avec du Sapo viridis ou savon mou de potasse, et, le vendredi suivant, elle est revenue se faire débarrasser du reste de ces tumeurs par le même procédé.

Cette malade s'étant représentée à la consultation trois semaines environ plus tard, nous avons constaté que les tumeurs enlevées par le procédé indiqué plus haut étaient remplacées par des petites taches rouges à peine apparentes, sans saillie, sans tendance cicatricielle appréciable, et surtout sans aucune tendance kéloïdienne.

L'intérêt que présentait cette malade était principalement dans les cicatrices kéloïdiennes résultant du traitement par les cautérisations avec le crayon de nitrate d'argent, auquel elle avait été soumise avant de se présenter dans le service de M. Besnier, à l'hôpital Saint-Louis.

OBSERVATION IV.

Acné varioliforme. — Une des tumeurs enflammée et douloureuse.

Auguste D..., menuisier, âgé de 19 ans, est entré à la salle Saint-Léon, lit n° 55, à l'hôpital Saint-Louis, dans le service de M. E. Besnier, le lundi, 7 juin 1880.

Ce malade jouit d'une très bonne santé en général. Ce qui l'amène à la consultation, c'est qu'il éprouve une douleur qui, sans être bien forte, augmente quand il travaille ; cette douleur siège au niveau de la base du fourreau de la verge, et reconnaît pour cause plusieurs tumeurs que nous allons décrire avec détail ; c'est principalement à la plus grosse que le malade rapporte la douleur qu'il ressent.

En l'examinant, on trouve disséminées au milieu des poils du pubis, sur toute l'étendue et sur toutes les faces du fourreau de la verge, mais particulièrement à la base, une trentaine de petites tumeurs ; après avoir été rasée, cette région a été moulée par M. Barretta ; ce moule, admirablement bien fait, a été déposé au musée de l'hôpital Saint-Louis. On voit aussi une dizaine de très petites tumeurs sur la peau du scrotum, quatre un peu plus volumineuses sur la face interne et supérieure de la cuisse droite dans le voisinage du périnée, et deux sur la face externe de cette même jambe au niveau du grand trochanter.

Le malade ne peut rien préciser quant à la date et au mode de début de toutes ces tumeurs ; il se borne à dire que ce sont les plus grosses qui sont venues les premières, ce qui est assez dans l'ordre naturel, mais qui n'est pas forcé, chacune ayant son existence et sa marche absolument indépendantes.

Ces tumeurs sont de dimensions très diverses ; les unes, en assez grand nombre, sont de la grosseur d'une tête d'épingle, d'autres un peu plus volumineuses, d'autres enfin ont acquis la forme et la dimension d'un petit pois ; une d'elles a même atteint le volume d'une petite noisette. C'est cette dernière qui, au dire du malade, aurait précédé toutes les autres, dont elle diffère d'ailleurs par plusieurs caractères ; aussi, lui consacrons-nous une description particulière. Sa coloration est rouge, excepté pourtant à son sommet, où elle présente une teinte grise, opaline, se rapprochant de la couleur normale ; à ce niveau se voit très distinctement un orifice ombiliqué, un peu déprimé en entonnoir, orifice par lequel on peut faire sortir, au moyen d'une très légère pression, une matière blanchâtre assez épaisse et sans forme déterminée. Sa base est assez large, très nettement étranglée, mais il n'y a pas à proprement parler de pédicule. La consistance de cette grosse tumeur est un peu moins grande que la consistance perlée normale ; elle pourrait être comparée avec assez d'exactitude à celle d'un petit pois.

Toutes les autres présentent les mêmes caractères et ne diffèrent entre elles que par le volume ; notre description pourra donc s'appliquer à toutes.

Ce sont de petites saillies, gris-perle, plus ou moins confluentes, mais laissant entre elles, d'une façon constante, de petits intervalles de peau saine, et, si rapprochées qu'elles soient, elles restent toutes complètement distinctes.

Sur les plus grosses, on voit au sommet, sans difficulté aucune, au milieu d'une petite dépression parcourue par des plis rayonnés se rencontrant au centre comme les rayons d'un cercle, un petit point d'une teinte plus foncée que les parties environnantes. Ce petit point n'est autre que l'orifice de la glande sébacée par lequel on peut faire sortir une matière blanche, crêmeuse, onctueuse sous la forme d'une bouillie, d'une pâte plus ou moins épaisse, mais qui, dans aucun cas, n'est vermiforme.

Toutes ces tumeurs ont été traitées par M. E. Besnier, soit par le râclage au moyen de la curette de Wolkmann, soit par l'excision à la base avec des ciseaux fins.

Le malade est sorti cinq jours après ; les cicatrices encore rouges avaient très bon aspect.

OBSERVATION V.

Acné varioliforme. — Bubon consécutif à un bouton n'ayant suppuré que trois jours.

Alphonse H..., âgé de 24 ans, employé de commerce.

Ce malade, qui s'était déjà présenté deux fois à la consultation, se décide à entrer le 14 juin 1880 dans le service de M. E. Besnier, salle Saint-Léon, nº 20. Ce qui l'amène, c'est une grosseur siégeant au pli de l'aine droite.

Cette grosseur est indolente, assez volumineuse, dure, oblongue, sans changement de couleur à la peau qui n'est pas adhérente ; elle a une direction oblique de haut en bas et de dehors en dedans.

Au dire du malade, cette tumeur aurait débuté il y a quinze jours environ par une grosseur ressemblant à une noisette ; depuis, elle s'est allongée progressivement jusqu'à présenter l'aspect actuel.

Ce malade jouit d'une bonne santé, pas de trace de scrofule ; mais il y a trois semaines, il a remarqué sur la partie dorsale du fourreau de la verge un bouton qui a suppuré et qui a été *sec* au bout de trois jours ; ce bouton a laissé une cicatrice encore légèrement rouge, mais à base non indurée et peu apparente.

De plus, ce malade a eu une blennorrhagie en 1875, à la suite de laquelle il a eu deux orchites à un an d'intervalle, tous les deux du côté droit.

Il présente en outre, sur la verge, trois ou quatre petites tumeurs du volume d'une tête d'épingle, de la consistance d'une perle et d'une couleur gris-perle. Toutes ces tumeurs sont percées d'un orifice ombiliqué ; à côté, l'on voit des tannes dont l'orifice apparaît sous la forme d'un point noir. La première des tumeurs varioliformes a été remarquée par le malade il y a environ trois mois. Il ne connaît personne en ayant de semblables.

Il présente en outre, sur la figure et sur le cou, beaucoup d'acné simplex.

Mardi, 15 juin. — Traitement du bubon par application d'onguent napolitain belladoné et cataplasmes de fécule. Le malade est sorti de l'hôpital au bout de quelques jours très notablement amélioré au point de vue du bubon, mais avant la guérison des boutons d'Acné varioliforme, le traitement n'ayant pas été commencé.

OBSERVATION VI.

Cette observation ne sera pas longue, le malade n'offrant pas d'intérêt spécial. Il devait revenir quelques jours après pour se faire traiter, mais nous ne l'avons pas revu. Quoi qu'il en soit, nous ferons son histoire en quelques mots.

Ce malade, âgé de 24 ans, journalier, s'est présenté le lundi 21 juin à la consultation de Saint-Louis pour une maladie complètement étrangère à l'Acné varioliforme ; il est d'une constitution robuste. C'est en l'examinant que nous avons constaté la présence sur le fourreau de la verge et sur le prépuce d'une quinzaine de tumeurs saillantes, dures, perlées, ombiliquées, grisâtres. Nous en avons pressé une, d'où est sorti une matière blanchâtre sous forme de bouillie.

Le malade, peu soigneux de sa personne, ne s'était pas aperçu de la présence de ces petites tumeurs du volume d'un petit grain de millet, qui ne le gênaient en aucune façon et ne lui occasionnaient pas de prurit. Il n'en connaît pas l'origine ni la date du début, même approximativement.

OBSERVATION VII.

Acné varioliforme. — Tumeurs nombreuses. — Cicatrices kéloïdiennes. — Mode de début des tumeurs.

Pauline G..., âgée de 30 ans, employée de commerce. Cette jeune femme jouit d'une assez bonne santé, elle a trois enfants qui se portent très bien et n'ont jamais présenté d'affections cutanées.

Elle s'est présentée à notre examen le samedi 26 juin 1880, dans le service de M. E. Besnier.

Elle aurait eu, il y a quinze jours, un urticaire dont il ne reste plus de trace et qu'elle a fait passer au moyen de bains d'amidon.

Aujourd'hui on constate, outre des flueurs blanches survenues il y a un mois sans cause appréciable et accompagnées d'un prurit assez intense aux parties génitales, un nombre de tumeurs assez considérable qui l'amène à l'hôpital Saint-Louis.

Ces verrues (car c'est ainsi qu'elle nomme ses boutons varioliformes) auraient été remarquées par elle au mois de janvier dernier. Son attention une fois appelée sur cette éruption, elle s'est observée plus minutieusement, et voici comment elle décrit le début des tumeurs acnéiques : il se forme d'abord une petite tache rouge au milieu de laquelle apparaît bientôt un petit point blanc et dur, qui va en augmentant progressivement jusqu'à offrir les caractères que nous allons donner.

On trouve une dizaine de très petites tumeurs sur le devant de la poitrine, et trois ou quatre sur les seins, une soixantaine disséminées sur le cou et sur la nuque, trois sur la joue droite, une sur le rebord du maxillaire inférieur du même côté, cinq ou six sur la joue gauche, une enfin sur le front qui est un peu rosée.

Toutes ces tumeurs sont très petites, du volume d'une tête d'épingle, tantôt coniques, tantôt globuleuses. Leur couleur est gris-perle, excepté pour celle du front ; leur consistance est dure, et, si on les prend entre deux doigts, on peut les faire rouler. On peut voir très nettement un orifice glandulaire ombiliqué, d'une coloration plus foncée ; pour les plus petites, qui sont très nombreuses, il faut avoir recours à la loupe. Nous en avons pressé une et nous en avons fait sortir un magma blanc, en bouillie, non vermicellé.

La malade avait, il y a trois mois, cautérisé une de ces tumeurs avec du nitrate d'argent, et à sa place elle nous montre aujourd'hui une cicatrice saillante, de forme conique, non douloureuse, un peu plus rose que la peau environnante, franchement kéloïdienne.

Elle raconte aussi que, sans le vouloir, elle en a enlevé trois ou quatre dont la place est aujourd'hui marquée par une saillie rouge très légère.

Cette malade ne s'est pas représentée à l'hôpital pour se faire soigner.

OBSERVATION VIII.

Gustave F..., coutelier, âgé de 25 ans, entré à l'hôpital Saint-Louis, le 5 juillet, salle Saint-Léon, lit n. 43.

Ce malade a eu, il y a un mois, un bouton à la face interne et latérale droite du prépuce, qu'il a soigné par des applications de pommade au calomel ; le bouton a disparu au bout de quinze jours, laissant à sa place une dureté que l'on retrouve aujourd'hui.

Il y a trois semaines est apparue une adénopathie inguinale à droite, dure, mobile, indolente.

Quinze jours après, il a remarqué des taches rougeâtres sur le tronc, et depuis cinq jours il a remarqué des croutelles à la racine des cheveux qui tombent facilement ; cette éruption consiste en des taches diffuses, rosées ou rouge violacé, s'effaçant sous la pression et ne formant pas de saillies.

En outre, ce malade porte des cicatrices sur la joue gauche, dont une chirurgicale est due à l'ouverture d'un abcès, et sur les jambes d'autres cicatrices à fond déprimé, irrégulièrement arrondies, à bords jaunes, que le malade rapporte à des pustules consécutives à la gale.

Il présente en outre, sur le fourreau de la verge, des petites tumeurs variant du volume d'une très petite tête d'épingle à celui d'un gros grain de millet ; elles ont une consistance dure, comme perlée, avec un orifice de couleur plus foncée que la surface environnante, qui est d'un gris-perle, ombiliquées et d'aspect transparent, sans l'être néanmoins. Il n'en a pas ailleurs et ne peut en préciser l'origine ni la date du début.

Ces tumeurs sont au nombre d'une quinzaine ; le malade les a remarquées il y a deux mois environ, mais il prétend en avoir eu il y a six ans qui sont parties depuis sans laisser de cicatrices et sans qu'il s'en doute.

Le malade, qui connaît une autre personne ayant de semblables tumeurs, dit que ce sont des verrues.

Pas de prurit.

Ce malade est sorti le 24 juillet sans avoir été soigné spécialement pour son Acné varioliforme.

OBSERVATION IX.

Rapportée par Caillault. (Recherches sur deux variétés assez rares d'acné, décrites sous les noms de molluscum contagiosum, et de molluscum pendulum. — (Extrait des Archives générales de Médecine, numéros de septembre 1851 et suivants.)

Lorsque M. Tardieu prit, en remplacement de M. Bouley, le service des maladies chroniques (section des filles), il trouva dans la salle Sainte-Marthe, affectée aux maladies du cuir chevelu, une enfant, couchée au n° 23, qui portait au visage, au cou et sur les épaules, des tubercules pleins, solides, qui attirèrent son attention. Déjà M. le Dr Blache, qui venait de quitter ce service pour prendre celui des maladies aiguës, avait été frappé de cette forme d'affections cutanées. Peu de jours après, de nouveaux cas semblables vinrent se présenter à la consultation ; ayant fait des recherches sur ce sujet, je ne tardai pas à reconnaître que nous avions affaire au *molluscum contagiosum* de Bateman. D'après les quelques faits qui venaient de se présenter, je doutais, comme je l'ai déjà dit, de leur nature contagieuse, et dans le but de m'assurer si cette maladie se communiquait, je recherchai attentivement si dans la salle Sainte-Marthe, qui ne contient que trente malades, parmi les voisines de lit, les camarades de jeu de l'enfant du n° 23, je ne rencontrerai pas quelques malades pareillement atteintes. J'acquis la certitude qu'à ce moment il n'existait qu'un seul cas de *molluscum contagiosum*. Je décrivis l'état que présentait alors cette enfant, et voici l'observation telle que je la recueillis dans les premiers jours d'avril 1851.

Obs. — Léonie Juire, âgée de 7 ans, couchée au n° 23 de la salle Sainte-Marthe, est entrée à l'hôpital le 22 février 1850. Elle est d'une taille assez petite pour son âge, mais elle est cependant forte et bien constituée ; ses cheveux sont châtains, sa peau blanche et fine. Elle porte au cuir chevelu, à la partie postérieure de la tête, une large ulcération qui a l'aspect d'une plaie scrofuleuse.

Depuis son entrée, elle est soumise à un régime tonique et à l'usage de l'huile de foie de morue.

La mère de la salle nous dit que depuis son admission, elle a été à diverses reprises affectée d'ophthalmies, qui l'ont fait transporter dans une salle spécialement disposée pour traiter les cas graves qui se présentent fréquemment à l'hôpital. De plus, elle ajoute que, surtout depuis trois mois environ, elle porte sur le visage d'énormes *poireaux* qui, après avoir duré un certain temps, se crèvent, puis guérissent, et de nouveau bientôt apparaissent. En examinant l'enfant, je trouve dix-huit boutons sur le visage, de grosseur variable ; les plus petits atteignent à peine une tête d'épingle, et les plus volumineuses sont de la dimension d'un gros pois rond. Ils ont tous la coloration normale de la peau ; les plus considérables présentent à leur base de nombreux vaisseaux très fins et très sinueux ; la plupart sont sessiles ; quelques-uns, resserrés à leur point d'attache, offrent, par leur forme, une très grande ressemblance avec les grosses papilles caliciformes de la langue, lorsqu'elles sont hypertrophiées. Tous ont invariablement un orifice central plus ou moins ouvert, qui laisse écouler au dehors, tantôt un liquide lactescent, tantôt de la matière sébacée blanche à demi-concrète.

Les plus petites tumeurs sont comme perlées et très dures ; en les incisant, on fait couler un liquide lactescent. Ces tumeurs ont, en général, une transparence opaline très remarquable ; parmi les grosses, il y en a dont l'orifice, quoique très visible, ne laisse rien sortir spontanément, et au sommet on remarque des points blancs très luisants, comme si la matière blanche intérieure allait perforer la peau déjà amincie. En général, elles sont indolentes et solides; elles sont disposées par groupes de trois ou quatre ; les paupières supérieures et inférieures des deux côtés en contiennent un grand nombre ; quelques-unes sont situées très près des bords ciliaires, et paraissent remplir le même rôle que les orgeolets par rapport à la muqueuse palpébrale. En effet, si on porte son attention sur les yeux de cet enfant, on constate une conjonctivite double assez intense ; les deux muqueuses palpébrales sont d'un rouge foncé ; il existe une photophobie prononcée, e c'est avec peine que je puis constater qu'il existe sur les cornées des taies déjà anciennes.

L'une des tumeurs de la paupière inférieure gauche est large et comme aplatie au sommet, qui offre une surface criblée d'enfoncements par où s'échappent des grumeaux de matière sébacée mélangée de croûtes noirâtres. Sur la paupière supérieure droite, il existe une croûte jaunâtre, large d'environ un centimètre, qui paraît recouvrir la base d'une tumeur en grande partie disparue. Sur l'épaule droite, au niveau de l'épine de l'omoplate, il se trouve une tumeur isolée, de la grosseur d'un pois ; elle est exactement ronde, transparente, avec un orifice central, par où s'échappe de la matière sébacée qui semble comme passée à la filière à travers les bords circulaires de cet orifice. La santé de la malade, à l'exception de la plaie du cuir chevelu et de sa conjonctivite, est très bonne ; elle ne souffre nullement. Je vis attentivement cette enfant presque tous les jours, et depuis plus de trois mois, je constatai à diverses reprises les modes de guérison des tumeurs de différentes formes qui se rencontraient chez elle. J'assistai à l'évolution très lente des pustules que j'avais vu naître ; leur marche est telle, que pendant ce laps de temps plusieurs de ces dernières n'ont encore atteint que la grosseur d'un petit grain de chenevis. Néanmoins j'ai déjà assisté à la disparition complète d'un certain nombre des plus volumineuses, qui, à mesure qu'elles prennent de l'ampleur, se vascularisent peu à peu deviennent parfois rosées jusqu'à ce que l'inflammation s'y développant, elle amène rapidement la guérison radicale.

Tandis que je suivais ainsi les progrès et la marche de cette maladie, je fus très étonné de voir successivement apparaître chez les autres enfants de la salle la même éruption, avec des caractères absolument semblables ; de telle sorte que, dans un délai de trois mois, 14 petites filles, sur 30, portent un nombre plus ou moins considérable de tumeurs exactement pareilles à celles de l'enfant du n° 23.

J'entends maintenant la mère de la salle gronder sans cesse les petites malades qui vont jouer avec les enfants affectés de ces *poireaux*; parce que, dit-elle, ils se *gagnent* très facilement.

Toujours est-il qu'aujourd'hui la moitié des malades est atteinte de cette affection cutanée, avec cette particularité qui serait en faveur de la contagion, c'est que toutes ces tumeurs folliculaires ne siègent que sur des parties découvertes, comme le visage et le cou, par conséquent exposées toujours aux contacts extérieurs.

La première enfant qui nous offrit cette affection cutanée, après la petite fille du n° 23, fut la plus jeune de la salle qui était souvent confiée à ses soins, lorsque cette malade elle-même restait dans la salle à cause de sa conjonctivite, pendant que toutes les autres enfants allaient jouer dans les cours.

Et successivement nous vîmes ainsi apparaître de nouveaux cas de cette maladie; ce qui nous permit d'en constater facilement le début, ainsi que la lenteur excessive de ses allures.

Par la nature même des affections qui se traitent dans la salle Sainte-Marthe, le mouvement des malades est véritablement insignifiant, on n'a qu'à se rappeler la longueur et la ténacité rebelle de la plupart des maladies du cuir chevelu, pour comprendre que les enfants doivent y séjourner un temps considérable. Depuis que nous sommes très attentifs à tout ce qui s'y passe, je puis affirmer qu'aucune malade venant du dehors n'y a été admise ayant cette affection cutanée; et nous avons déjà dit qu'au moment même où nous nous sommes aperçus que nous avions affaire au *molluscum contagiosum* de Bateman, un examen complet de toutes les maladies nous avait démontré qu'il n'en existait qu'un seul exemple dans toute la salle. J'ai recueilli successivement ces 14 observations, que je ne rapporterai pas dans la crainte d'allonger ce travail; d'ailleurs leurs détails exactement identiques n'offriraient que des redites inutiles.

INDEX BIBLIOGRAPHIQUE.

BATEMAN. — Delineations of cutaneous diseases. London, Longman, 1817, in-quarto. Atlas, 72 pl.

— idem, traduit par Bertrand, en 1820.

ALIBERT. — Maladies de la peau, 1822.

BIETT. — Dictionnaire en 30 volumes, 1828-30. Article Acné.

RAYER. — Traité des maladies de la peau, 1835, Tome I, page 630.

GERDY. — Recherches et propositions d'anatomie, de pathologie, etc. Thèse de doctorat, 1837.

HUGUIER. — Mémoire sur les maladies des appareils sécréteurs des organes génitaux externes de la femme. *In* Mémoires de l'Académie de Médecine, 1850, Tome XV, p. 585.

CAZENAVE ET CHAUSIT. — Annales des maladies de la peau et de la syphilis, 1851.

CHAUSIT. — Remarques et observations sur les maladies de la peau parasitaires.

BAZIN. — Mémoire sur l'Acné varioliforme. *In* journal des connaissances médicales, 1851.

— Leçons sur les affections génériques de la peau, 1862.

— Dictionnaire encyclopédique de Dechambre. Article Acné.

CAILLAULT. — Recherches sur deux variétés assez rares d'acné. *In* archives générales de médecine, 1851. 4e série, Tome XXVII.

— Traité pratique des maladies de la peau chez les enfants, 1859, p. 97.

PIOGEY. — Acné tuberculeuse ombiliquée. *In* comptes rendus de la Société de biologie, 1852.

MAGNAN. — De l'Acné varioliforme. Thèse de doctorat, 1855.

HEBRA. — Atlas der hautkrankheiten. Vien, 1858-76.

DEVERGIE. — Maladies des follicules sébacés (acné, molluscum); extrait de l'Union médicale des 3, 10 et 17 juin 1862.

— Traité pratique des maladies de la peau, 1863.

HARDY. — Leçons sur les maladies de la peau, 1863, p. 83.

— Nouveau dictionnaire de médecine et de chirurgie pratiques, 1864, Article Acné.

HARDY et MONTMEJA. — Clinique photographique de l'hôpital Saint-Louis, 1868.

HARDY ET BEHIER. — Pathologie interne.

VIRCHOW. — Pathologie des tumeurs, 1867.

BIZZOZERO et MANFRIEDI. — In wiener medicinische jahrbuch, 1871.

MISSET. — Etude sur la pathologie des glandes sébacées, 1872.

BOECK. — In wiener medicinische jahrbuch, 1875.

KAPOW. — Mémoire sur le molluscum contagiosum. Vienne, 1877,

RENAUT et VIDAL. — Comptes rendus des séances de la Société de biologie des 2 et 16 juin 1877.

MORIZ KAPOSI. — Ueber das sogennantes molluscum contagiosum, in vierteljahresschrift für dermatologie und syphilis, 1877, page 333.

— Pathologie und therapie der hautkrankheiten, etc, Vien, 1879.

VIDAL. — Inoculabilité de quelques affections cutanées, Paris 1877, *Annales de dermatologie et de syphiligraphie*, etc., à propos d'une note lue au congrès médical international de Genève, Tome IX, n°s 1 et 2, p. 344. Paris, 1877-78.

STEPHAN MACKENSIE. — Clinical society of London, British medical journal (7 juin 1879, page 855).

UFFOLTZ. — Thèse de doctorat, 1er mai 1880.

RENAUT. — Annales de dermatologie et de syphiligraphie, fondées par A. Doyon. 2e série, n° du 25 juillet 1880.

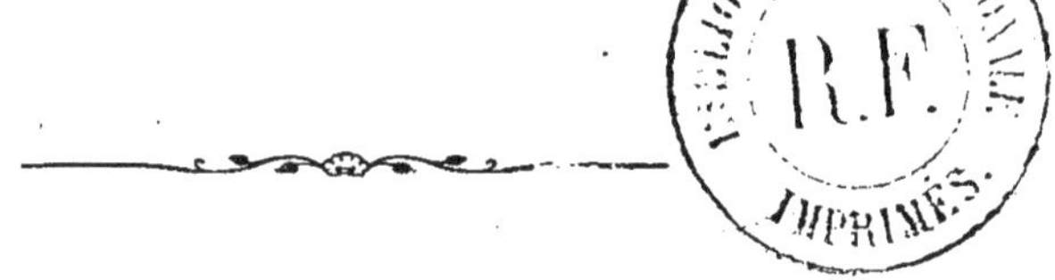

TABLE DES MATIÈRES.

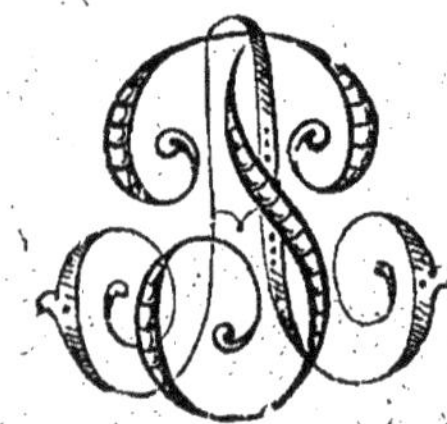

www.ingramcontent.com/pod-product-compliance
Ingram Content Group UK Ltd.
Pitfield, Milton Keynes, MK11 3LW, UK
UKHW021559260726
13993UKWH00002B/930

9 782329 110363